Die alternative Sprachlehrmethode TPRS
(Teaching Proficiency through Reading and
Storytelling)
Eine kritische Betrachtung

Europäische Hochschulschriften

European University Studies
Publications Universitaires Européennes

Reihe I	**Deutsche Sprache und Literatur**
Series I	German Language and Literature
Série I	Langue et littérature allemandes

Band/Volume **2048**

Natalie Hollenstein

Die alternative Sprachlehrmethode TPRS (Teaching Proficiency through Reading and Storytelling)

Eine kritische Betrachtung

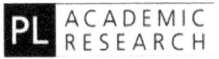

Bibliografische Information der Deutschen Nationalbibliothek
Die Deutsche Nationalbibliothek verzeichnet diese Publikation in der Deutschen
Nationalbibliografie; detaillierte bibliografische Daten sind im Internet über
http://dnb.d-nb.de abrufbar.

ISSN 0721-3301
ISBN 978-3-631-73414-8 (Print)
E-ISBN 978-3-631-73423-0 (E-PDF)
E-ISBN 978-3-631-73424-7 (EPUB)
E-ISBN 978-3-631-73425-4 (MOBI)
DOI 10.3726/b11763

© Peter Lang GmbH
Internationaler Verlag der Wissenschaften
Frankfurt am Main 2017
Alle Rechte vorbehalten.
PL Academic Research ist ein Imprint der Peter Lang GmbH.
Peter Lang – Frankfurt am Main · Bern · Bruxelles · New York · Oxford · Warszawa · Wien

Das Werk einschließlich aller seiner Teile ist urheberrechtlich geschützt.
Jede Verwertung außerhalb der engen Grenzen des Urheberrechtsgesetzes ist
ohne Zustimmung des Verlages unzulässig und strafbar.
Das gilt insbesondere für Vervielfältigungen, Übersetzungen, Mikroverfilmungen
und die Einspeicherung und Verarbeitung in elektronischen Systemen.

Diese Publikation wurde begutachtet.

www.peterlang.com

Vorwort von Prof. Dr. Ruth Albert

Teaching Proficiency through Reading and Storytelling, kurz TPRS, ist eine noch nicht sehr bekannte Sprachlehrmethode, die zu denjenigen „alternativen" Sprachlehrmethoden gehört, die neue didaktische Vorgehensweisen in den Unterricht tragen wollen. Bei TPRS geht es hauptsächlich darum, dass die Lehrperson im Unterricht in einem festgelegten Verfahren zusammen mit den Lernern eine möglichst skurrile Geschichte entwickelt. Dieses Verfahren besteht aus einer bestimmten Art, Fragen zu stellen und weiterführende Antworten zu geben, die von der Lernergruppe und von Lernern, die für die Akteure der Geschichte sprechen sollen, wiederholt werden. Das Schema Frage – Antwort – Wiederholung – Erweiterung bleibt dabei gleich. Zusätzlich werden skurrile Lesetexte eingesetzt. Geschrieben wird in geringerem Maße.

Die Autorin stellt die Entwicklung dieser Methode sowie konkrete Lehrmaterialien vor und geht ausführlich darauf ein, ob die Aussagen bisheriger Studien zur Effektivität dieser Methode den wissenschaftlichen Standards entsprechen. Ihr Studium der relevanten Literatur ergänzt sie durch Interviews mit Lehrpersonen und Anhängern der Methode sowie Berichte von ihrer eigenen Erprobung dieser Methode im Unterricht. Daraus ergeben sich ein sehr guter Einblick in die Stärken und Schwächen der Methode und ein Überblick über die Möglichkeiten, diese im Unterricht förderlich einzusetzen.

Inhaltsverzeichnis

1. Einleitung 9

2. Grundgedanke und Entwicklung von TPRS 15
   2.1 Der Ansatz der TPRS-Methode 15
   2.2 Der Einfluss von Asher auf TPRS 16
   2.3 Der Einfluss von Krashen auf TPRS 20
   2.4 TPRS – aktueller Entwicklungsstand 25

3. Schlüsselkonzepte des TPRS 27
   3.1 Das 3-Schritte-Modell 28
   3.2 Grundtechniken und Praktiken 37

4. Zur Verbindung zwischen der TPRS-Methode und der Gedächtnispsychologie 43
   4.1 Gedächtnisregel 1: Aufmerksamkeit und Beachtung ... 43
   4.2 Gedächtnisregel 2: Wiederholung als Schlüssel zum Erinnern 45
   4.3 Gedächtnisregel 3: Sensorische Integration – Stimulation mehrerer Sinne 47

5. Kritische Betrachtung des aktuellen Forschungsstandes 49
   5.1 Leitfaden zur Beurteilung empirischer Ergebnisse 49
   5.2 Barbara Watson (2009): *A Comparison of TPRS and Traditional Foreign Language Instruction at the High School Level* 50
   5.3 Jean Oliver (2012): *Investigating Storytelling Methods in a Beginning Level College Class* 58

5.4 Braunstein (2006): *Adult ESL Learners' Attitudes toward Movement (TPR) and Drama (TPR Storytelling) in the Classroom* 62

6. Stärken, Einschränkungen und Schwächen der TPRS-Methode 73
6.1 Stärken der TPRS-Methode 73
6.2 Einschränkungen und Schwächen der TPRS-Methode 82
6.3 Empirisch nachgewiesene Stärken und Schwächen der TPRS-Methode in den Studien von Watson (2009), Oliver (2012) und Braunstein (2006) 97
6.4 Eigene Erfahrungen mit TPRS 97

7. Kritisches Fazit 101

8. Literaturverzeichnis 105

9. Anhang 111
I. Eine „personalisierte Fragen-Sitzung" 111
II. Ein Beispiel für die Circling-Methode 112
III. Entwicklung einer Minigeschichte für das fortgeschrittene Niveau 113
IV. Transkript des Interviews mit Blaine Ray auf der 14. internationalen TPRS-Konferenz in Chicago, USA 117
V. Ein Beispiel für eine kurze Lesegeschichte 118

1. Einleitung

In einem kommunikationsorientierten Fremdsprachenunterricht steht der Erwerb der sprachlichen Grundfertigkeiten im Mittelpunkt. Dabei wird einerseits unterschieden zwischen rezeptiven Fertigkeiten – also dem Hör-/Seh- sowie dem Leseverstehen – und produktiven Fertigkeiten – also dem Schreiben und Sprechen, andererseits lassen sich die Fertigkeiten in die Bereiche schriftlich und mündlich untergliedern, wobei mit schriftlichen Fertigkeiten das Leseverstehen sowie das Schreiben und die schriftliche Interaktion gemeint sind. Die mündlichen Fertigkeiten stellen das Hör- und Hör-/Sehverstehen sowie das Sprechen und die mündliche Interaktion dar. Die Sprachmittlung, also die Wiedergabe des Gemeinten in den Traditionen der anderen Sprachgemeinschaft, wird heute als fünfte Fertigkeit, die sich sowohl schriftlich als auch mündlich abspielen kann, angesehen (vgl. Haß 2006, 73).

Im Hinblick auf die Förderung beziehungsweise Herausbildung dieser Fertigkeiten werden diese in Fremdsprachenlehrgängen, Kursen und seitens der Institutionen unterschiedlich gewichtet. Frank Haß[1] ist sich jedoch sicher, dass der Sprechfertigkeit in der Alltagskommunikation eine deutlich größere Bedeutung zukommt als den rezeptiven Fertigkeiten. Aus diesem Grund sollte ihm zufolge der Vermittlung mündlicher Fertigkeiten Vorrang gegeben werden. In der allgemeinen Unterrichtspraxis findet dieser Ansatz allerdings noch wenig Anklang (vgl. ebd., 73f.). Dass die Sprechfertigkeit hier weiterhin eine untergeordnete Rolle spielt, sollte umso mehr zu denken geben, als dass sogar der Gemeinsame Europäische Referenzrahmen (GER) für Sprachen empfiehlt, die Sprechfertigkeit durch „monologisches [...], interaktives / multilogisches Sprechen und [die] mündliche Sprachmittlung" (Haß 2006, 96) zu fördern. Die ungenügende Aufmerksamkeit auf den Erwerb der Sprechfertigkeit im Unterricht wird auch in den Lernzielkontrollen

---

[1] Die Arbeiten sämtlicher Autorinnen und Autoren, die einem sprachtheoretischen oder fremdsprachendidaktischen Hintergrund zuzurechnen sind oder sich aus einer anwendungsorientierten Perspektive artikulieren, werden im Literaturverzeichnis ausgewiesen.

und den Endprüfungen deutlich. Dort sind mündliche Aspekte nur vereinzelt vertreten und/oder werden häufig gering gewichtet (vgl. ebd., 96).

In einer globalisierten Welt ist die Fähigkeit, in einer Fremdsprache kommunizieren zu können, von grundlegender Bedeutung, denn es besteht sowohl ein deutliches Bedürfnis als auch die Notwendigkeit, sich mit anderen Sprachgruppen und Kulturen auszutauschen. Daher ist eine grundlegende Kommunikationskompetenz in anderen Sprachen und die Einbeziehung von Methoden, welche die Sprach- und Kommunikationsfähigkeit fördern, im Fremdsprachenunterricht unabdingbar. Laut Haß kann dies nur verwirklicht werden, wenn die eigene Sprechzeit der Lernenden deutlich gesteigert wird (vgl. ebd., 98). Auch Sandra Kroemer und Hans-Jürgen Hantschel sind der Ansicht, dass ideale Lernbedingungen nur dann gegeben sind, wenn die Lernenden sich so viel und so oft wie möglich in einer Fremdsprache verständigen. Darüber hinaus werde am besten im Gedächtnis bewahrt, was selber gesagt und durchgeführt werde. Laut Kroemer und Hantschel werden 90 Prozent von dem, was selber umgesetzt wurde, im Gedächtnis verankert. Geschriebenes hingegen bleibe nur zu 10 und Gehörtes zu 20 Prozent in Erinnerung (vgl. Kroemer; Hantschel 2013, 13). Allerdings werden in der Literatur immer wieder Behauptungen aufgestellt und mit unterschiedlichen Prozentangaben untermauert, ohne dass diese Aussagen bisher überprüft worden sind.

Hermann Funk zufolge herrscht bis heute die Ansicht vor, dass Abstraktion und Bewusstmachung die Basis des Lernens in der Schule sind. Dies könnte beim Sprachunterricht anders sein, wo dem unbewussten und zufälligen Lernen möglicherweise eine größere Bedeutung als bisher angenommen zukomme (vgl. Funk 2008, 11). Folgt man zudem der Auffassung, dass bei einer fließenden Sprechfertigkeit grammatisch und phonologisch korrekte Sprache in der Form von fertigen Redeteilen und nicht nach grammatischen Schemata reproduziert wird, so ist laut Funk nachvollziehbar, dass ein Schritt in eine andere Richtung getan werden muss (vgl. ebd., 11). Ein Lösungsansatz wäre diesbezüglich, eine Richtung einzuschlagen, die einen ganzheitlichen Spracherwerb begünstigt, zur Entwicklung des mentalen Lexikons beiträgt und die Sprech- und Hörfähigkeit besser fördert als die üblichen Lehrmethoden.

Der US-amerikanische Spanischlehrer Blaine Ray ging dieser Forderung schon vor Funk nach und entwickelte die alternative Sprachlehrmethode

Teaching Proficiency through Reading and Storytelling (TPRS) für den Fremdsprachenunterricht. Diese Methode legt ihren Schwerpunkt auf die Fähigkeit, eine Sprache fließend sprechen und verstehen zu können, und setzt dafür zahlreiche moderne didaktische und pädagogische Verfahren ein.

Mithilfe dieser Methode sollen die Lernenden ein fließendes Sprechen und Verstehen einer Fremd- oder Zweitsprache erwerben, und zwar durch das Üben der Sprachstrukturen und des auf einigen hundert häufig gebrauchten Wörtern basierenden Grundwortschatzes, zusammengefasst als *fluency circle*. Fast die ganze Unterrichtszeit wird dafür verwendet, diese Sprachstrukturen zu trainieren. Dies geschieht durch den Einsatz von interessanten, teilweise bizarren Geschichten, durch zeitlich begrenztes Schreiben (*timed writing*), auf höheren Stufen auch das Schreiben von Essays, und durch Leselektüren, die zahlreiche Frequenzwörter der Zielsprache enthalten. Wortschatz und Strukturen, die über den *fluency circle* hinausgehen, werden dem *reading circle* zugeteilt und im Sprachgebrauch verwendet; ihre Bedeutung wird sichergestellt, aber nicht ausdrücklich geübt.

Das Denkmodell von TPRS zeichnet sich dadurch aus, dass das Erlernen der Erst- und Zweitsprache als ähnlicher Prozess bezüglich der Reihenfolge des Erwerbs und der Struktur des mentalen Lexikons gesehen wird.

Es wird davon ausgegangen, dass ein fließendes Sprechen und kompetentes Verstehen der Zielsprache erreicht werden kann, wenn für die Lernenden die Sprachstrukturen der Zielsprache klar und verständlich sind und sie diese oft genug hören. Die Grundlage für dieses Konzept des verständlichen Inputs[2] wurde unter anderem von James J. Asher gelegt, der in seinem Immersionsansatz *Total Physical Response* (TPR) die Wichtigkeit hervorhebt, Lernende, insbesondere durch das Hörverstehen, kontextuellen Beispielen in der Zielsprache auszusetzen. Gleichermaßen vertreten Blaine Ray und Contee Seely[3] die Ansicht, dass das Sprechen einer Sprache erlernt wird,

---

2 Mit verständlichem Input ist gemeint, dass Unterrichtsstoff vermittelt wird, den die Lernenden verstehen. Auch wenn der Input beim ersten Hören nicht immer unmittelbar verständlich ist, so ändert sich dies, sobald der Input simultan in die Referenzsprache übersetzt oder anhand von Gesten oder visuellem Material geklärt wird.

3 Contee Seely gründete das Command Performance Language Institute und verfasste mit Blaine Ray das TPRS-Handbuch *Fluency Through Reading and Storytelling* (2012). Die Methode *TPRS* wurde jedoch von Ray entwickelt.

indem die Sprache gehört wird: „Learning to speak a language comes from hearing it. Since we only learn to speak by listening and comprehending, we can assume there are no gains *from* listening unless there is comprehension" (Ray; Seely 2012, 7).

Aus diesem Grund stellt das Vermitteln von verständlichem Input durch Geschichtenerzählen die Hauptaktivität der TPRS-Methode dar. Darüber hinaus sind Ray und Seely überzeugt, dass das Lesen beim Erlernen einer Sprache behilflich ist, weil es nicht nur den Erwerb von Vokabular, sondern auch den Erwerb von Strukturen, Morphologie, Idiomen und grammatischen Strukturen ermögliche, den Wortschatz erweitere und die Schreibfertigkeit entwickele (vgl. ebd.).

Die relativ neue Methode TPRS gewinnt immer mehr an Bekanntheit und mit dieser steigert sich auch die Zahl der Rückmeldungen, Aussagen und Studien von TPRS-Praktizierenden und -Anhängern hinsichtlich der Effektivität der Methode. Ray und Seely führen in ihrem Handbuch *Fluency through TPR Storytelling – Achieving Real Language Acquisition in School* zahlreiche Anekdoten von TPRS-Praktizierenden an, die über positive Erfahrungen und Erlebnisse seitens der Lernenden beim Einsatz der TPRS-Methode berichten. Zudem informieren TPRS-Anhänger über einen signifikanten Erfolg mit dieser Methode im Fremdspracherwerb und über ein besseres Abschneiden gegenüber anderen Methoden in den einzelnen Grundfertigkeiten (vgl. ebd., 305ff.).

Die vorliegende Arbeit widmet sich der Frage, ob mit der TPRS-Methode ein fließendes Sprechen und Verstehen einer Zweit- oder Fremdsprache erreicht werden kann, das die Sprachkompetenz in den Grundfertigkeiten Hören, Sprechen, Lesen und Schreiben miteinschließt. Zudem soll evaluiert werden, ob diese Methode die Möglichkeit bietet, sie als alleinige Methode im Unterricht einzusetzen.

Im Folgenden werden zunächst der Grundgedanke und die Entwicklung der TPRS-Methode und die für deren Entstehung einflussreichen Konzepte beschrieben – namentlich die von James J. Asher kreierte Methode *TPR* und die Spracherwerbstheorien von Steven D. Krashen (Kapitel 2). Im Anschluss wird ein Einblick in die Schlüsselkonzepte des TPRS, die das 3-Schritte-Modell und die Grundtechniken und Praktiken des TPRS miteinschließen, gegeben (Kapitel 3). Danach werden die in der Methode implementierten Gedächtnisregeln von John Medina sowie die dadurch gegebene Verbindung zur Gedächtnispsychologie näher erläutert (Kapitel 4). Das folgende fünfte Kapitel widmet sich der kritischen Betrachtung des aktuellen Forschungsstandes. Anhand eines Leitfadens werden drei empirische Studien zu TPRS, die laut Ray und Seely (2012) bis heute zu den aussagekräftigsten zählen, kritisch untersucht. Im Zentrum steht die Frage, ob die Aussagen zur Effektivität dieser Methode und zu ihrer Überlegenheit gegenüber traditionellen Methoden im Hinblick auf den Spracherwerb wissenschaftlichen Standards genügen und demnach als empirisch nachgewiesen gelten können. Daran anschließend wird ein detaillierter Überblick über die Stärken, Einschränkungen und Schwächen der Methode gegeben. Hierfür wurde die einschlägige Literatur zu TPRS gesichtet und ausgewertet (Kapitel 6). Ein persönlicher Erfahrungsbericht über den Einsatz der TPRS-Methode dokumentiert, ob und inwiefern sich die Berichte von TPRS-Praktikern mit den eigenen Erkenntnissen decken. Ein kritisches Fazit (Kapitel 7) schließt die Arbeit ab.

2. Grundgedanke und Entwicklung von TPRS

In diesem Kapitel soll auf den Grundgedanken und die Entwicklung von TPRS eingegangen werden. Zunächst wird der Ansatz von TPRS erläutert und somit ein erster Einblick in die Methode gegeben. Da TPRS auf der Spracherwerbstheorie von Krashen sowie der Methode *Total Physical Response* (TPR) von Asher beruht, soll im Folgenden deren Einfluss auf die TPRS-Methode dargestellt werden. Es wird erläutert, welche Aspekte der Spracherwerbstheorien von Krashen und von TPR in TPRS übernommen und inwiefern einzelne Arbeitsweisen von TPR verändert wurden. Zuletzt wird der aktuelle Entwicklungsstand von TPRS skizziert.

2.1 Der Ansatz der TPRS-Methode

TPRS wurde von dem US-amerikanischen Spanischlehrer Blaine Ray aus Bakersfield, Kalifornien, in den 1990er-Jahren entwickelt. Es handelt sich um eine interaktive Sprachlehrmethode, die einen inputbasierten Zugang zum Sprachenlernen verfolgt. Dieser konzentriert sich auf die systematische Lehre von Wortschatz und Sprachstrukturen und wird auf eine leicht verständliche, kontextuelle und personalisierte Weise durchgeführt (vgl. Gaab 2011, 2).

TPRS stellt eine Erweiterung des Ansatzes *Total Physical Response*[4] von Asher dar. Die TPRS-Methode basiert auf dem Lehren von Sprachkompetenz, *full fluency*, mit Schwerpunkt auf dem Verstehen einer Sprache und der Sprechfertigkeit, *fluency*, worunter im Kontext von TPRS Folgendes gemeint ist:

> [....] the word *fluency* alone refers to the ability to express intelligibly in speech (without reading) what one wants or needs to without undue hesitancy or difficulty. The concept includes the ability to produce one sentence after another in "connected discourse". It does not refer to grammatical correctness or native like pronunciation. What we might call "full fluency" is quite a different concept and is more or less equivalent to *full proficiency* in a language, indicating that a person who has achieved this is able to function at about the same level as most native speakers of the target language (Seely; Romijn 1998, 35, zit. nach Ray; Seely 2012, 11).

---

4 Die TPR-Methode wird im Kapitel 2.2 erläutert.

Das fließende Sprechen und das Verstehen einer Sprache werden laut Ray und Seely dadurch erreicht, dass der Input für die Lernenden verständlich und interessant ist, stetig wiederholt wird und sich an den Interessensgebieten der Lernenden orientiert (vgl. Ray; Seely 2012, 9). Sprachkompetenz wird laut TPRS erreicht, wenn ein Zusammenspiel von Geschichtenerzählen, Lesen und zeitlich begrenztem Schreiben berücksichtigt wird. Die TPRS-Strategien verwenden einen Wortschatz und Sprachstrukturen, die mithilfe der Methode TPR eingeführt und anschließend in Geschichten integriert werden. Diese interaktiv entwickelten Geschichten beinhalten einige der hundert am häufigsten verwendeten Wörter einer Zielsprache und haben zum Ziel, mit zusätzlich interessanten Lesematerialien verständlichen Input zu liefern und Immersion im Unterricht zu schaffen (vgl. Ray 2014a, 1). Die schriftliche Kommunikation erfolgt auf unteren Lernniveaus vor allem in Form von zeitlich begrenzten Schreibaufgaben, bei höheren Lernniveaus schließt sie das Schreiben von Aufsätzen ein.

2.2 Der Einfluss von Asher auf TPRS

TPR wurde von dem amerikanischen Psychologieprofessor James J. Asher in den 1960er-Jahren entwickelt. TPR ist eine Sprachlehrmethode, die versucht, Sprache durch motorische Aktivitäten zu vermitteln.[5] Sie baut auf der Koordination von Sprache und Handlung auf – mit dem Ziel, Sprechfertigkeit auf einem basalen Anfängerniveau zu lehren (vgl. Richards; Rodgers 2014, 277ff.). TPRS hingegen verfolgt das Ziel, das fließende Beherrschen einer Sprache durch ein Zusammenspiel von Geschichtenerzählen, Lesen und zeitlich begrenztem Schreiben im Sprachunterricht zu vermitteln. Der neue Wortschatz wird neben anderen Strategien[6] auch anhand von TPR vermittelt, indem die Sprache durch physische Aktivitäten erlernt wird. Im Unterschied zu Asher, der die Verwendung von Gesten bei der Einführung von neuem Vokabular unterstreicht, verwendet Ray Gesten nur als sofortige temporäre Brücke für das Verstehen von konkretem Vokabular im Anfängerunterricht (vgl. Ray; Seely 2012, 79ff.). Dennoch darf die Bedeutung

---

5   Vgl. Asher, James J. 2012: *Learning Another Language through Actions*. 7th edition.
6   Diese Strategien werden im Kapitel 3 Schlüsselkonzepte des TPRS unter Punkt 3.2 erläutert.

der Gestik nicht unterschätzt werden, denn laut Asher trägt diese Methodik dazu bei, das Wissen im lexikalischen Gedächtnis zu verankern.

Asher begreift den Spracherwerb im Erwachsenenalter als einen dem kindlichen Spracherwerb analogen Prozess und vertritt die Ansicht, dass Erwachsene jene Prozesse, durch die Kinder ihre Muttersprache erlernen, wiederholen sollten. Er ist der Meinung, dass die Sprache, die an sie in ihrer frühen Kindheit gerichtet wurde, primär aus Befehlen bestehe und dass die Kinder, bevor sie selber verbale Antworten produzieren, auf diese Anweisungen körperlich reagierten (vgl. Richards; Rodgers 2014, 277). Dabei geht Asher vom Leitgedanken des Behaviorismus aus, der besagt, dass das Lernen eine Reiz-Reaktionskette ist. Asher zufolge bildet das Hörverstehen genau wie beim Erwerb der Muttersprache das Fundament des Fremdsprachenerwerbs. Zunächst gibt die Lehrperson Anweisungen in der Zielsprache, auf die die Lernenden durch Nachahmung der Lehrperson und nichtsprachliche Aktionen reagieren. Diese Phase wird auch „stille Phase" genannt und kommt auch beim Mutterspracherwerb vor. Sobald die Lernenden sich bereit fühlen, sich in der Fremdsprache zu artikulieren, beginnen sie selbst, Anweisungen zu geben, indem sie die Position des Anordnenden übernehmen (vgl. Ortner 1998, 58ff.). Ideale Lernbedingungen sind laut der behavioristischen Theorie gegeben, wenn Sprachkompetenz durch zahlreichen Input und Nachahmungen erworben und kontinuierlich angemessenes Feedback gegeben wird (vgl. VanPatten; Williams 2006, 20).

Asher ist der Meinung, dass die Lernenden eine Vielzahl an grammatischen und lexikalischen Strukturen mit der erfolgreichen Verwendung des Imperativs erlernen können (vgl. Asher 1977, 4, zit. nach Richards; Rodgers 2014, 278). Ihm zufolge sind die Sprachverwendung und das Sprachenlernen um das Verb im Imperativ als das zentrale linguistische Motiv organisiert (vgl. ebd., 278). Ray erweiterte die TPR-Methode von Asher, indem er die Befehlsform in die Erzählform umwandelte und kurze Geschichten kreierte. Das 3-Schritte-Modell[7], das die Basis von TPRS bildet, erlaubt es den Lernenden, eher die erzählerische und beschreibende als die imperativische Sprechweise sowie das durch die TPR-Methode erlernte Vokabular im Kontext der Geschichten anzuwenden. Durch die aktive Teilnahme an

---

7 Das 3-Schritte-Modell wird im Kapitel 3.1 erklärt.

den Geschichten und der Lese- und Schreibaktivität wird es den Lernenden ermöglicht, grammatische Strukturen und abstraktes Vokabular zu verinnerlichen. Das erlaubt den Lernenden, eine umfassende Sprechfertigkeit zu erlangen (vgl. Marshall 2007, 4).

Ashers Begründungen seines methodischen Ansatzes, insbesondere im Hinblick auf den Lexikonerwerb, wurden von Antje Stork in ihrer Dissertation *Vokabellernen. Untersuchung zur Effizienz von Vokabellernstrategien* widerlegt. Mithilfe eines Experiments überprüfte sie vier Vokabellernstrategien auf mögliche überindividuelle Unterschiede in der Effizienz. Dazu zählte auch Ashers Strategie „Ausführen von Bewegungen", die mit deutlichem Abstand im Erwerb eines Wortschatzes am schlechtesten abschnitt (vgl. Stork 2003).

TPRS übernimmt den Immersionsansatz der TPR-Methode, der die Wichtigkeit hervorhebt, Lernende kontextuellen Beispielen in der Zielsprache auszusetzen, insbesondere durch das Hörverstehen: „We acquire language through comprehensible input (listening and understanding)" (Ray 2014a, 1). Dies zeigt sich bei der kontinuierlichen Verwendung der Zielsprache im Unterricht. Nur metasprachliche Erläuterungen, darunter die Erklärung grammatischer Themen und die Bedeutungsklärung, erfolgen in einer gemeinsamen Referenzsprache der Lernenden (vgl. Ray; Seely 2012, 23).

Darüber hinaus legt Asher sein Augenmerk auf die affektiven Faktoren beim Sprachenlernen (vgl. Richards; Rodgers 2014, 277). Er ist überzeugt, dass eine Methode, die spielerische Bewegungen involviert und die linguistische Produktion nicht in den Vordergrund stellt, den Stress der Lernenden reduziert und eine affirmative und lernförderliche Haltung beim Lernenden hervorrufen kann:

> The key to stress-free learning is to tap into the natural bio-program for language development and thus to recapture the relaxed and pleasurable experiences that accompany first language learning. By focusing on meaning interpreted through movement, rather than on language forms studied in the abstract, the learner is said to be liberated from self-conscious and stressful situations and is able to devote full energy to learning (Richards; Rodgers 2014, 280).

Asher ist der Meinung, dass das Verstehen der Sprachstrukturen vor dem Sprechen gesichert sein muss. Dies verbindet seinen Ansatz mit einer Bewegung im Fremdsprachenlehren, die als *Comprehension Approach* bezeichnet wird (vgl. Winitz 1981, zit. nach Richards; Rodgers 2014, 277). Dieser

Ansatz bezieht sich auf verschiedene auf dem Verstehen basierende Sprachlehrvorschläge, deren Prinzipien mit der Lehre des *Natural Approach* von Krashen[8] Hand in Hand gehen. Sie alle teilen die Annahme, dass die Fähigkeit zu verstehen den produktiven Fertigkeiten beim Sprachenlernen vorausgeht. Daher soll laut diesen Vorschlägen die Vermittlung des Sprechens aufgeschoben werden, bis das Verstehen der Sprachstrukturen gegeben ist. Darüber hinaus wird davon ausgegangen, dass Fertigkeiten, die durch das Hören erworben wurden, sich auf andere Fertigkeiten transferierten. Das Lehren soll mehr die Bedeutung und weniger die Form hervorheben und die Vermittlung des Lernstoffs soll den Druck auf die Lernenden minimal halten (vgl. Richards; Rodgers 2014, 277f.).

Ray und Seely stimmen mit Ashers Position darin überein, dass die Fähigkeit zu verstehen den produktiven Fertigkeiten beim Sprachenlernen vorausgehe und sich die Fertigkeiten, die durch das Hören erworben werden, auf andere Fertigkeiten transferierten, weil das fließende Beherrschen einer Sprache vom Hören komme (vgl. Ray; Seely 2012, 7). Die Vermittlung des Sprechens wird jedoch nicht aufgeschoben, vielmehr sind die Lernenden bereits im ersten Schritt der Durchführung der Methode dazu aufgefordert, die Vokabelstrukturen sprachlich zu üben (vgl. ebd., 35ff.).

Zusammenfassend kann im Sinne Jack C. Richards und Theodore Rodgers festgehalten werden, dass in der TPR-Methode das Ziel verfolgt wird, grundlegende Sprechfertigkeiten zu vermitteln, und das Verstehen einer Sprache vorrangig ist. Lernende sollen durch einen TPR-Kurs in der Lage sein, eine ungehemmte, für einen Muttersprachler verständliche Kommunikation zu führen. Spezifische Lehrziele orientieren sich an den unterschiedlichen Bedürfnissen der Lernenden und müssen mit der Verwendung von handlungsbezogenen Übungen in der Imperativform erreichbar sein. Die Umsetzung von interaktiven Gesprächen findet erst nach 120 Unterrichtsstunden statt (vgl. Richards; Rodgers 2014, 280).

TPRS hingegen zielt darauf ab, eine fließende Sprachkompetenz zu erreichen, die obwohl der Fokus auf der Sprechfertigkeit und dem Verständnis liegt, auch die anderen Grundfertigkeiten trainiert. Darüber hinaus wird grammatikalische Korrektheit angestrebt:

---

[8] Vgl. Krashen; Terrell 1983: *The Natural Approach: Language Acquisition in the Classroom*. Krashens Methode wird im Kapitel 2.3 dargestellt.

[…] we practice limited vocabulary and structures until our students really know them, that is, until they are in their long-term memory and they are able to produce them with adequate fluency […] we can tell that a structure is acquired when a student can use it in speech with confidence and accuracy and without hesitancy" (Ray; Seely 2012, 32).

Ray und Seely nennen dieses Konzept *Practice for Mastery* (vgl. ebd., 33f.). Bei TPRS wird im Gegensatz zu TPR nicht die Ansicht vertreten, dass so viel Input wie möglich zu vermitteln sei. Vielmehr soll die Anzahl der Vokabeln bewusst begrenzt und in einer Unterrichtslektion nur eine beschränkte Anzahl neuer Sprachstrukturen eingeführt werden, die im Anschluss durch verschiedene Aktivitäten wiederholt werden (vgl. ebd., 9).

2.3 Der Einfluss von Krashen auf TPRS

Stephen D. Krashen entwickelte zusammen mit Tracy D. Terrell in den 1970er-Jahren die Methode des *Natural Approach* für den Fremdsprachenunterricht, die auf Krashens Interpretation von Forschungen im Bereich des Zweitspracherwerbs basiert. Er unterscheidet klar zwischen Erwerb, Lernen und der Rolle des Editors, der Kontrollinstanz einer Sprache[9] (vgl. Richards; Rodgers 2014, 259). Beim *Natural Approach* liegt der Schwerpunkt auf dem Input und weniger auf der Übung, er richtet sein Augenmerk auf die Fähigkeit, sich für eine lang anhaltende Periode auf einen gehörten Inhalt zu fokussieren, bevor die Sprache selbst reproduziert wird, und gründet auf einer hohen emotionalen Bereitschaft zum Lernen und auf der Bereitwilligkeit, verschiedene Materialien – darunter auch schriftliche – als Inputquelle zu verwenden (vgl. ebd., 261).

Krashen und Terrell sehen im *Natural Approach* einen traditionellen Ansatz des Sprachenlernens:

> Traditional approaches are defined as „based on the use of language in communicative situations without recourse to the native language" – and, perhaps, needless to say without reference to grammatical analysis, grammatical drilling, or a particular theory of grammar (Richards; Rodgers 2014, 261).

Als die primäre Funktion der Sprache sehen Krashen und Terrell die Kommunikation und bewerten den *Natural Approach* als einen kommunikativen

---

9 Dieser Begriff wird weiter unten im Zusammenhang mit der *Monitor-Hypothese* erläutert.

Ansatz, da er das Lehren von kommunikativen Fähigkeiten zum Ziel habe (vgl. ebd., 262f.). Sprache wird als Mittel zur Kommunikation von Bedeutungen und Nachrichten betrachtet: „[...] acquisition can take place only when people understand messages in the target language" (Krashen; Terrell 1983, 17). Ray und Seely teilen mit Krashen und Terrell den Ansatz, dass Verstehen und Kommunikation grundlegend sind, weichen aber in den Techniken des Spracherwerbs voneinander ab:

> Where TPR Storytelling differs from the Natural Approach, broadly speaking, is in the use of techniques that foster efficient acquisition. More specifically, the major differences are in the deep ingraining of vocabulary aurally through Total Physical Response (TPR) and other techniques and in the use of stories as means of both instilling comprehensible input and eliciting expression at the acquisition level of the student (Ray; Seely 2012, xxxi).

Auf dem Ansatz des *Natural Approach* basierend hat Krashen die folgenden fünf Hypothesen in Bezug auf Fremdsprachen aufgestellt: die Spracherwerbs-/Sprachenlern-Hypothese, die Natürliche-Erwerbssequenz-Hypothese, die Monitor-Hypothese, die Input-Hypothese und die Affektive-Filter-Hypothese (vgl. Krashen 1982, 10–23). TPRS legt den Schwerpunkt auf die Spracherwerbs-/Sprachlern-Hypothese, die Input-Hypothese und die Hypothese des affektiven Filters: „The method is founded on the language acquisition hypotheses of Stephen Krashen, tempered in some cases by realities" (Ray; Seely 2012, xxx).

Die Spracherwerbs-/Sprachlern-Hypothese geht davon aus, dass Kompetenz in einer Fremdsprache entweder natürlich erworben oder durch Lernen entwickelt werden kann. Im Falle des Erwerbs, der der Entwicklung der Erstsprache bei Kindern entspricht, handelt es sich um einen unbewussten Prozess, der die natürliche Entwicklung der Sprachkenntnisse durch das Verwenden und das Verstehen der Sprache in bedeutungsvoller Kommunikation involviert (vgl. Richards; Rodgers 2014, 265). Die erworbenen linguistischen Kompetenzen sind unbewusst, weil generell keinerlei Bewusstsein über die Regeln der erworbenen Sprache vorhanden ist. Stattdessen verfügen die Lernenden über ein Gefühl für die Richtigkeit der Sprachverwendung, das ihnen auch hilft zu erkennen, wenn ein Fehler gemacht wird (vgl. VanPatten; Williams 2006, 26). Spricht man hingegen von Lernen, so meint man einen Prozess, in dem die Regeln einer Sprache durch formales Lehren bewusst angeeignet werden und der zu einem expliziten Wissen über sprachliche Strukturen sowie zur Fähigkeit, dieses Wissen zu verbalisieren, führt. Dabei ist die Korrektur von Fehlern bei der Anwendung gelernter Regeln für die weitere Entwicklung der Sprachkenntnisse wichtig (vgl. Richards; Rodgers 2014, 265).

Auch Ray und Seely sind der Meinung, dass eine Fremdsprache anhand verständlicher und natürlicher Sprachkonversation erworben werden sollte. Fließende Sprechfertigkeit und das Verständnis der Sprache seien dabei nur zu erlangen, wenn der Input in den Kontext eingebunden werde, sich wiederhole, verständlich sei und zudem das Interesse der Lernenden fortwährend aufrechterhalten werde (vgl. Ray; Seely 2014, xix).

Die Monitor-Hypothese besagt, dass durch das bewusste Lernen einer Sprache ein Monitor, also eine Kontrollinstanz über die Sprache, ausgebildet wird. Dieser Monitor überprüft potenzielle eigene sprachliche Äußerungen auf ihre Korrektheit, bevor diese gesprochen oder geschrieben werden. Die erfolgreiche Verwendung des Monitors kommt jedoch nur zum Tragen, wenn dem Lernenden genügend Zeit für die Auswahl und die Anwendung einer gelernten Regel zu Verfügung steht, er sich auf die Form des Outputs oder auf die Richtigkeit fokussiert und die Regel kennt (vgl. Richards; Rodgers 2014, 265). Für TPRS spielt die Monitor-Hypothese nur eine marginale Rolle, da der Schwerpunkt der Methode auf der Entwicklung des fließenden Sprechens und des Verstehens liegt und nicht auf expliziten Erklärungen der Grammatik:

> „If we resort to conscious learning instead of acquisition through comprehensible input, the learning is likely to be short-term and the acquirer is less likely to produce the correct tense without consciously choosing. This would slow the development of fluency" (Ray; Seely 2012, 9).

Die Natürliche-Erwerbssequenz-Hypothese nimmt an, dass grammatische Strukturen in einer vorhersehbaren natürlichen Reihenfolge erworben werden; dies haben sowohl einige Forschungen im Erstspracherwerb der englischen Sprache als auch im Zweitsprachbereich gezeigt. Fehler ähnlicher Natur treten bei der sprachlichen Entwicklung der Lernenden unabhängig davon auf, welche Sprache ihre Muttersprache ist, und werden als Zeichen eines natürlichen Entwicklungsprozesses verstanden (vgl. Richards; Rodgers 2014, 265).

Für die Anwendung im Unterricht bedeutet diese Hypothese, dass komplexe grammatische Strukturen erst dann eingeführt werden sollen, wenn einfache grammatische Regeln bereits beherrscht werden. Wie die Monitor-Hypothese spielt auch die Natürliche-Erwerbssequenz-Hypothese eine geringe Rolle bei TPRS, und zwar gleichfalls aus dem Grund, dass hier der Fokus auf dem Spracherwerb und nicht auf der expliziten Grammatikanalyse liegt (vgl. ebd.). Ray und Seely betonen dies ausdrücklich:

> We also don't teach grammar rules or teach about language in general. But we do teach grammar. What we want to achieve in regard to grammar is not knowledge of rules, but, rather, correct production of language by students to express what they want to say in speech and in writing (Ray; Seely 2012, 22).

Auch Susan Gross weicht von der Natürliche-Erwerbssequenz-Hypothese ab, weil es ihres Erachtens wichtiger ist, natürlichen und verständlichen Sprachinput zu liefern, als sich um die natürliche Reihenfolge beim Erlernen der Grammatik zu sorgen (vgl. Gross 2003). Die TPRS-Methode fordert eher, dass das neu zu lernende Vokabular und nicht so sehr die grammatischen Strukturen eingeschränkt werden sollen, dennoch wird darauf geachtet, dass komplexe Grammatik erst später im Lernprozess eingeführt und die grammatischen Konzepte stetig im Kontext wiederholt werden (vgl. Ray; Seely 2012, 9f.).

Die Input-Hypothese bezieht sich auf den Spracherwerb und besagt, dass Lernende eine Sprache am besten erwerben, wenn der Input jeweils ein wenig über deren aktuellem Kompetenzniveau liegt, dieser sie mithin nicht überfordert, aber einen Fortschritt anregt. Eben dies wird durch die Formel „i + 1" ausgedrückt. Hierfür muss der Input verstanden werden (vgl. Richards; Rodgers 2014, 265): „The input hypothesis states that in order for acquirers to progress to the next stage in the acquisition of the target language, they need to understand input language that includes a structure that is part of the next stage"[10] (Krashen; Terrell 1983, 32).

Die Input-Hypothese besagt weiter, dass die Fähigkeit, fließend zu sprechen, nicht direkt vermittelt werden kann. Es kann erst Sprache produziert werden, nachdem der Erwerber den Input verstanden hat. Zudem muss ausreichend verständlicher Input vorhanden sein, damit die Wahrscheinlichkeit

---

10 Krashen verwendet den Begriff „Struktur" hier im Sinne des Linguisten Charles Fries: „For Fries, grammar or „structure" referred to the basic sentence patterns of a language, and oral drilling formed the core of language teaching" (Richards; Rodgers 2014, 263).

besteht, dass der „Input +1" automatisch übermittelt wird. Bei TPRS wird jeweils nur eine begrenzte Anzahl an neuen Wörtern oder Sprachstrukturen auf einmal eingeführt. Es wird vorgeschlagen, in einer Einheit nicht mehr als drei neue Vokabelstrukturen einzuführen; es wird erst dann vorangeschritten, wenn der vorhergehende Inhalt beherrscht wird. Der Wortschatz und die Strukturen in den Geschichten bauen aufeinander auf; aufgrund ihrer Kürze können sie meist in einer Unterrichtsstunde erzählt werden (vgl. Ray; Seely 2012, 36f.).

Krashens Affektive-Filter-Hypothese formuliert, dass die Haltung der Lernenden sowie deren emotionaler Zustand für die Übertragung eines für den Spracherwerb notwendigen Inputs maßgeblich sind, weil die Lernenden über einen emotionalen, anpassungsfähigen Filter verfügen, der die Rezeption des erhaltenen Inputs entweder behindert, blockiert oder zulässt (vgl. Richards; Rodgers 2014, 266). Ein affektiver Filter ist demnach eine emotionale Reaktion, die einen Lernprozess beeinflusst. Ist beispielsweise ein Unterrichtsstoff besonders interessant, löst dieser bei den Lernenden Interesse aus und erhöht infolgedessen deren Aufnahmefähigkeit, weil der affektive Filter diese Information nicht blockiert oder behindert und aus diesem Grund gering gehalten wird. Ist der affektive Filter also gering, sind die Lernenden empfänglicher für den Unterrichtsstoff und der Lerneffekt wird erhöht.

Krashen erklärt den emotionalen Zustand und dessen Einfluss auf den Spracherwerb in folgender Weise:

> [....] we acquire best only when the pressure is completely off, when anxiety is zero, when the acquirer's focus is entirely on communication; in short, when the interchange or input is so interesting that the acquirer 'forgets' that it is in a second language. ... second language acquisition only occurs when comprehensible input is delivered in a low anxiety situation, when real messages of real interest are transmitted and understood (Krashen 1983, 298, zit. nach Ray; Seely 2012, 175).

Forschungen zum Zweitspracherwerb haben gezeigt, dass Lernende mit hoher Motivation im Allgemeinen besser lernen, dass Lernende mit einem guten Selbstbild und hohem Selbstvertrauen oft erfolgreicher sind und dass möglichst wenig Angst förderlich für das Lernen einer Zweitsprache ist. Lernende mit einem niedrigen affektiven Filter sind demnach empfänglicher für mehr Input und interagieren mit mehr Selbstvertrauen, während ängstliche

Lerner über einen hohen affektiven Filter verfügen, der den Erwerb hemmt oder gar behindert (vgl. Richards; Rodgers 2014, 266).

Aus diesem Grund wendet TPRS verschiedene Techniken[11] an, die den affektiven Filter gering halten sollen, um Belastungen psychischer Art wie Furcht oder Stress seitens der Lernenden zu verringern. Ein geringer affektiver Filter wird vor allem dadurch erreicht, dass das Sprech- und Lerntempo den Lernenden stets angepasst ist und bewusst begrenzter, verständlicher Input gelehrt wird, der sich an den Frequenzwörtern der Zielsprache orientiert. Darüber hinaus wird die Bedeutung des Inputs bei Unklarheiten sofort sichergestellt, indem vor allem in die gemeinsame Referenzsprache übersetzt wird. Dadurch soll ein stressfreier Unterrichtsprozess gewährleistet werden. Der Unterricht soll überdies durch interessante Geschichten positiv gestaltet werden, Freude und Interesse bereiten; beispielsweise durch lustige, unerwartete und auch bizarre Details, berühmte Personen oder Tierfiguren sowie durch die den Lernenden gestellten persönlichen Fragen zu diesen Geschichten (vgl. Ray; Seely 2012, 27ff.).

2.4 TPRS – aktueller Entwicklungsstand

Wenngleich sich TPRS aus der Spracherwerbstheorie von Krashen und der TPR-Methode von Asher entwickelt hat, dürften die vorherigen Ausführungen gezeigt haben, dass Ray deren Konzepte nicht einfach übernommen hat, sondern diese zum Teil erheblich modifizierte. Die Entwicklung von TPRS hat ihren Ursprung in der Begegnung Rays mit Ashers TPR-Methode. Er stieß 1977 auf die erste Ausgabe von *Learning Another Language through Actions* und wendete TPR anschließend in seinem eigenen Unterricht an. Nach dem anfänglich großen Erfolg mit dieser Methode stellte Ray fest, dass die Lernenden von reinen Gesten und personalisierten Fragen, die die neu gelernten Vokabeln enthielten, schnell gelangweilt waren und fügte aus diesem Grund das Geschichtenerzählen hinzu. Diese Komponente stellt die größte Änderung der TPR-Methode im Rahmen ihrer modifizierten Anwendung bei TPRS dar (vgl. Ray; Seely 2012, 1ff.).

Ray bemerkte die grammatischen und lexikalischen Beschränkungen der traditionellen TPR-Methode und sah die wesentlichste darin, dass diese nur

---

11 Diese Techniken werden im Kapitel 3.2 *Grundtechniken und Praktiken* erläutert.

mit nicht ambigen Wörtern Erfolg aufwies, jedoch nicht mehr funktionierte, sobald es sich um abstrakte Begriffe handelte (vgl. Ray 2014b, persönliches Interview, siehe Anhang VI[12]).

Einige Jahre, nachdem Ray die TPR-Methode in seinem Unterricht ausprobierte hatte, lernte er die in *The Natural Approach* dargelegten Spracherwerbshypothesen von Krashen kennen. Er folgte diesen dahingehend, dass er fortan nur noch verständlichen Input in seinem Unterricht anwendete, mit dem Ziel, dass die Lernenden möglichst schnell Input verinnerlichten und fließendes, grammatikalisch richtiges Sprechen erlernten (vgl. Ray; Seely 2012, 1ff.). Die Beschränkung des *Natural Approach* sah Ray jedoch darin, dass es seiner Meinung nach zwar für Kinder im frühen Alter und in der sprachsensiblen Phase möglich sei, den Input aus ihrer Umwelt zu absorbieren und man diesen eine Ausdrucksweise auf dem Niveau der eigenen Muttersprache entlocken könne, dies aber nicht für Lernende gelte, die aus dieser Phase herausgewachsen seien. Aus diesem Grund fügte Ray seiner Methode die Komponente der Übersetzung hinzu (vgl. Ray 2014b, persönliches Interview, siehe Anhang VI).

Ein paar Jahre später erfolgte die laut Ray tiefgreifendste Weiterentwicklung seiner Methode: das Einsetzen von Lektüre im Unterricht. Dies führte schließlich zur Umbenennung der Methode: Ursprünglich *Total Physical Response Storytelling* genannt, wurde der Name nun in *Teaching Proficiency through Reading and Storytelling* geändert. Lesestücke, wie zum Beispiel Romane, wurden von nun an in den Unterricht eingebunden. Sie zählten ab diesem Zeitpunkt zu den zentralen Komponenten von TPRS und wurden Teil der täglichen Instruktion, da durch das Lesen mehr Wiederholungen der neu eingeführten Strukturen erreicht und die Lernenden diesen Strukturen in einem neuen Kontext und Format ausgesetzt werden konnten:

> Since written sentence formation is different form typical speech patterns, reading also provides students with additional CI [comprehensible input] that contains unique phrases and new combinations of the same TLS [target language structures]. It also allows students to visually parse sentences and make meaning of words in isolation, within phrases and embedded in new combinations of words (Gaab 2011, 6).

---

12 Es handelt sich um ein persönliches Interview der Autorin mit Blaine Ray am Rande der 14. TPRS-Konferenz in Chicago am 25.07.2014.

3. Schlüsselkonzepte des TPRS

Das Herzstück von TPRS stellt das Erfragen einer Geschichte dar. Hierzu werden verschiedene Grundtechniken und Praktiken eingesetzt, mithilfe derer die Hauptziele von TPRS, die fließende Sprechfertigkeit und das Verstehen einer Sprache, erreicht werden sollen. Die drei Schritte (Bedeutung klären, Details der Geschichte erfragen und das Lesen) bilden laut Ray und Seely das Hauptinstrumentarium für das fließende Sprechen und Verstehen einer Sprache (vgl. Ray; Seely 2012, 35). Sie haben zum Ziel, das Verständnis der ausgewählten Sprachstrukturen zu sichern und sie im Kontext zu üben und zu festigen. Diese drei Schritte sind grundlegend für ein erfolgreiches Durchführen von TPRS, da mit ihrer Hilfe fortlaufend ein verständlicher und interessanter Unterrichtsstoff geliefert, Sprachstrukturen gefestigt, das Interesse aufrechterhalten und Immersion im Unterricht geschaffen werden kann. Dies soll vor allem durch die Fragetechnik *Circling* ermöglicht werden.

Wenn TPRS-Lehrpersonen ihren Unterricht oder den Lehrplan erstellen (sofern dieser nicht von höherer Stelle festgelegt wird), verwenden sie die Reihenfolge des Erwerbs grammatischer Strukturen der Zielsprache als Leitfaden für ihre Planung. Diese grammatischen Elemente werden an eine Bedeutung gekoppelt, das heißt im Kontext gelehrt und erklärt. TPRS folgt einem ganzheitlichen Ansatz, der besagt, dass keine isolierten, thematisch angeordneten Wörter oder grammatischen Strukturen gelernt werden, sondern vielmehr eine bewusst begrenzte Anzahl an Wortschatz und Sprachstrukturen in der Zielsprache im Kontext gelernt und unwesentliche Elemente vermieden werden sollen (vgl. Gaab 2011, 3). Es gibt keine vorgegebene Anzahl an neuen Vokabelstrukturen, die in einer Einheit behandelt werden sollen, jedoch wird vorgeschlagen, nicht mehr als drei neue Phrasen einzuführen (vgl. Ray; Seely 2012, 36). Indem der neue Input derart begrenzt wird, wird dafür gesorgt, dass diese Strukturen effektiv gelernt, wiederholt, in den Sprachgebrauch aufgenommen und sicher wiedergegeben werden können.

Lehrpersonen bereiten sich auf eine Unterrichtslektion dahingehend vor, dass sie sich überlegen, welche Vokabel- und Grammatikstrukturen sie den Lernenden vermitteln möchten. Diese für eine Lektion ausgewählten Sprachstrukturen bauen auf zuvor besprochenem Wortschatz und bekannter Grammatik auf. Eine Struktur kann ein Satz, eine Phrase oder nur ein Wort sein – wichtig ist, dass sie auf natürliche Weise in der mündlichen oder schriftlichen Kommunikation vorkommt. Eine Struktur in der Sekundarstufe könnte folgendermaßen aussehen: *Ein gut aussehender Mann ist schnell gerannt*, während sie im frühen Kindergartenalter *Der Bär rennt* heißen könnte. Die Struktur wird dem Alter und Niveau der Lernenden angepasst. Diese Vokabelstrukturen können in einem Frequenzwörterbuch nachgeschlagen werden. Ein Frequenzwörterbuch für die deutsche Sprache mit Übersetzung ins Englische wird beispielsweise von Jones und Tschirner unter dem Titel *A frequency dictionary of German: Core vocabulary for learners* angeboten.

Laut Carol Gaab kann die Methode aber auch für das effektive Lehren verschiedener Themengebiete, darunter die Landeskunde, verwendet werden, was wiederum auch wenig verwendetes, komplexes Vokabular miteinschließen würde. Die Vokabelstrukturen sollen Gaab zufolge neben der Häufigkeit ihres Vorkommens in der Zielsprache auch nach deren Zweckdienlichkeit für das Individuum ausgewählt oder nach ihrer Relevanz hinsichtlich einer bestimmten Geschichte, eines Fachgebiets oder Themas organisiert werden (vgl. Gaab 2011, 2f.).

3.1 Das 3-Schritte-Modell

Schritt 1: Bedeutung klären

Den ersten Schritt in einer TPRS-Unterrichtsstunde stellt die Bedeutungsklärung der ausgewählten Vokabelstrukturen, die in der Geschichte vorkommen, dar. Dies wird anhand von verständlichem Input erreicht. Die Bedeutung der Begriffe und Phrasen wird hauptsächlich durch die Übersetzung der Vokabeln gesichert, zudem werden Gesten, personalisierte Fragen[13]

---

[13] Bei personalisierten Fragen werden die gelernten Sprachstrukturen individuell ausgerichtet, indem persönliche Fragen unter Benutzung des neuen Wortschatzes gestellt werden. Es kann sich auch um differenzierte Fragen handeln, die sich auf gewisse Fakten/Details der Geschichte beziehen und eine persönliche Meinung der Lernenden herauslocken möchten. Diese persönlichen Informationen über die Lernenden können in Geschichten verwendet werden, mit der Intention, die Lernenden aktiv in den Unterricht einzubinden.

und verschiedene, in Kapitel 3.2. erläuterte Grundtechniken und Praktiken verwendet (vgl. Ray; Seely 2012, 35f.).

Die neuen Phrasen, die gelehrt werden sollen, werden zu Beginn einer typischen Unterrichtsstunde mit Übersetzung in der gemeinsamen Referenzsprache an die Tafel oder auf ein Displayboard geschrieben und kurz, ohne Ausführungen oder grammatische Hinweise, erklärt. Das neue Vokabular ist dadurch für die Lernenden klar ersichtlich und kann bei Bedarf jederzeit als Referenz herangezogen werden. Gleichermaßen können Fragewörter visualisiert werden (vgl. ebd., 36f.). Kann nicht auf eine gemeinsame, von allen beherrschte Sprache zurückgegriffen werden oder können die Lernenden (noch) nicht lesen, so ist es laut Gaab notwendig, verschiedene Techniken anzuwenden, um die Bedeutung des neuen Vokabulars zu klären. Diese können figurative oder bildliche Darstellungen umfassen, wie zum Beispiel ein visueller Stimulus, der die Bedeutung der Struktur veranschaulicht. Der Inhalt der Sprachstruktur kann den Lernenden aber auch verbal erklärt werden. Requisiten aus dem alltäglichen Leben und aus dem Theater, szenische Darstellungen der Geschichte, spezifische Gesten, Videoclips oder Ähnliches sind laut Gaab weitere Hilfen, um den Sinngehalt zu verdeutlichen und ein mentales Bild darzustellen (vgl. Gaab 2011, 3).

Laut Ray und Seely gibt es zwei effektive Wege zur Bedeutungssicherung (vgl. Ray; Seely 2012, 36). Die erste Möglichkeit besteht darin, die ausgewählten Vokabelstrukturen mit Gesten, Bildern oder Zeichnungen und verschiedenen anderen unterstützenden Requisiten einzuführen und somit vorbereitend zur nachfolgenden Geschichte zu lehren. Der von der TPR-Methode entlehnte Einsatz von Gesten ist nicht zwingend und nimmt nur eine kurze Phase ein. Sie dienen ausschließlich dazu, den Prozess des Vokabellernens anzustoßen und die Klärung der Bedeutung zu vereinfachen. Viele Wörter können allerdings nicht (leicht) in Gesten dargestellt werden, haben mehrere Bedeutungen oder sind zu unkonkret (vgl. Ray; Seely 2012, 23).

Schließlich versorgt die Lehrperson die Lernenden mit verständlichem Input, indem sie ihnen personalisierte Fragen stellt, in denen die neu eingeführten Sprachstrukturen vorkommen. Personalisierte Fragen werden als eine primäre Erfolgsstrategie von TPRS bewertet, da sie nicht nur die neuen Sprachstrukturen durch lebendige persönliche Interaktion mit den

Lernenden in der Zielsprache ausschmücken, sondern auch eine Brücke zu der nachfolgenden Geschichte bilden (vgl. Slavic 2008, 9). Die Strukturen werden in einen Kontext eingebettet, da dieser wichtig für die Entwicklung von Wortkonzepten ist.[14] Beim Stellen dieser Fragen wird eine bestimmte Fragetechnik angewendet, die als *Circling* bezeichnet wird. *Circling*-Fragen sind Fragen, die ein spezielles Muster aufweisen. Es handelt sich hier um eine staffelnde Technik, die Fragen systematisch stellt und den Schwierigkeitsgrad kontinuierlich steigert, von einfachen bis hin zu sehr komplexen Fragen. Die Technik verlangt es, eine Serie von verschiedenen Fragen zu einem speziellen Fakt (eine Phrase oder ein Wort) aus der gerade eingeführten Vokabelstruktur (Schritt 1) oder der behandelten Geschichte (Schritt 2) zu stellen. Ziel ist es, neues Vokabular im Kontext zu wiederholen und die Phonetik, Grammatik und den Wortschatz der Zielsprache auf eine ganzheitliche Weise zu lehren. Die Fragetechnik des *Circling* verwendet immer nur eine Aussage, mit der der *Circling*-Prozess auch startet. Es wird eine Variable im Satz ausgesucht, die dann anhand verschiedener *Circling*-Fragen erneut erfragt wird. Eine mögliche Variable könnte zum Beispiel das Verb in einem Satz sein (vgl. Ray; Seely 2012, 62f.). Diese Variable wird in einer Aussage in Form von *Circling*-Fragen widergespiegelt.

Es gibt vier verschiedene Arten von *Circling*-Fragen. Dabei handelt es sich vor allem um Entscheidungsfragen, die eine *Ja-Antwort*, *Nein-Antwort* oder *Entweder-oder-Antwort* verlangen, aber auch um *offene W-Fragen*, wie beispielsweise *was, wo, wann, wie viel, wie, warum*. Im Anschluss an die *Circling*-Fragen nach einem Wort/einer Phrase in einer Aussage wird diese Information durch ein zusätzliches Detail erweitert und die Geschichte durch einen weiteren Satz ausgebaut. Dabei können entweder zusätzliche Details zur hervorgehenden Aussage oder eine parallele Figur mit ähnlichen Problemen/Eigenschaften hinzugefügt werden (vgl. ebd., 62f.).[15] Wichtig

---

14 Eine „personalisierte Fragen-Sitzung" mit der Struktur *Der sportliche Mann ist sehr glücklich* kann in Anhang I nachgeschlagen werden.
15 Ray und Seely unterscheiden hier generell zwischen vertikalen und horizontalen Fragen. Unter vertikalen Fragen werden Fragen verstanden, die zusätzliche Details zum gleichen Sachverhalt entlocken, während horizontale Fragen gestellt werden, um ein neues Faktum zum Thema hinzuzufügen und eine neue Kette von vertikalen Fragen zu stellen.

hierbei ist, dass die *Circling*-Fragen nicht immer dem gleichen Frageschema folgen dürfen, damit die Lernenden nicht gelangweilt werden und das Schema nicht vorausahnen können.[16] Eine Lehrperson kann bis zu 20 oder mehr getarnte Wiederholungen der Sprachstrukturen vornehmen, wenn sie bestimmte Teile eines Satzes erfragt (vgl. Gaab 2011, 4). Diese Fragen leiten zu der Geschichte über, deren Grundgerüst die Lehrperson vor der Stunde vorbereitet hat. Mithilfe dieses Gerüsts behält die Lehrperson stets die Kontrolle über die Handlung der Geschichte, auch wenn die Lernenden immer wieder in den Fortgang der Handlung einbezogen werden.

Die zweite Möglichkeit, das Verständnis der neuen Sprachstrukturen einzuführen, kann so aussehen, dass sofort mit dem Erfragen der Geschichte begonnen und, sobald auf eine neue Sprachstruktur gestoßen wird, diese langsam ausgesprochen und unmittelbar übersetzt wird, wenn möglich mithilfe einer Geste, die die Bedeutung unterstreicht. Diese Übersetzung wird auch visuell dargestellt und umfasst neben den neu eingeführten Sprachstrukturen unbekanntes Vokabular (vgl. Ray; Seely 2012, 36).

Schritt 2: Die Details der Geschichte erfragen

Nachdem die neuen Vokabelstrukturen und die Grundlagen der Geschichte eingeführt worden sind, folgt der zweite Schritt, das Erfragen der Geschichte. Das Ziel dieses Schrittes ist es, verdichteten, verständlichen Inhalt zu liefern, damit die Geschichte verstanden und die neuen Vokabel- und Grammatikstrukturen gelernt werden, während fast ausschließlich in der Zielsprache kommuniziert wird. Die Sprachstrukturen werden im besten Fall durch die zahlreichen Wiederholungen nach einer gewissen Zeit verinnerlicht (vgl. Gaab 2011, 5).

Die Lehrperson geht so vor, dass sie die zuvor eingeführten Sprachstrukturen in den Kontext einer Geschichte bettet. Diese entsteht auf die Weise, dass die Lehrperson mit einer Aussage beginnt wie etwa: *Ein sportlicher Mann ist sehr glücklich.* Diese Aussage wird anschließend mit der *Circling*-Methode geübt. Die Schwierigkeit der Fragen soll im Laufe der Geschichte zunehmen und höherrangige Denkfertigkeiten, Problemlösun-

---

16 Ein Beispiel für das Anwenden der *Circling*-Methode, in der eine Lehrperson zu der Klasse spricht, findet sich in Anhang II.

gen und Einfälle evozieren. Zudem wird dadurch immer mehr Output von den Lernenden verlangt (vgl. Ray; Seely 2012, 41ff). Sobald die Aussage richtig und ohne Zögern beherrscht wird, wird ein neuer Satz mit einem weiterführenden Detail hinzugefügt.[17] Eine Geschichte wird demnach Satz für Satz weiterentwickelt (vgl. ebd., 19).[18]

Während sich die Lehrperson den Handlungsstrang der Geschichte im Vorhinein gut überlegt hat, erzählt sie jetzt die Geschichte etappenweise, indem sie immer wieder innehält, um die genauen Details und Ereignisse in der Geschichte von ihrem Publikum, der Klasse, ergründen zu lassen.[19] Dabei werden einige Kursteilnehmende zu Schauspielern ernannt, die darstellen, was in der Geschichte passiert, indem sie den Input der Lernenden und die Anordnungen der Lehrperson verkörpern, während die anderen Kursteilnehmenden (das Publikum) zuschauen und Chorantworten zu den gestellten Fragen liefern. Die Aufgabe sowohl des Publikums als auch der Schauspieler ist es zudem, die Details der Geschichte, wenn diese schon kundgegeben wurden, zu verifizieren. Wird beispielsweise davon gesprochen, dass es einen Jungen gibt, der Violine spielen möchte, würde sich die Lehrperson zu dem Schauspieler, der diesen Jungen verkörpert, umdrehen und ihn fragen: *Möchtest du Violine spielen?* Da es in der Geschichte um ihn selbst geht, würde er diesen Aspekt in Form eines kompletten Satzes verifizieren (vgl. ebd., 41).

Der Grund dafür, dass eine Lehrperson die Geschichte erfragt und nicht erzählt, liegt darin, dass das Stellen von Fragen Antworten erfordert und das korrekte Beantworten ein Beweis für das Verständnis ist. Zudem ist das Ermitteln einer Geschichte hilfreich, da Fragen, die die gleichen Strukturen enthalten, auf verschiedene Weise gestellt werden können (vgl. ebd., 19).

---

17 Diese Technik wird Beherrschung des Gelernten genannt. Ihr Ziel wird im Kapitel 3.2 erläutert.
18 Ein Beispiel für eine Minigeschichte, die Satz für Satz entsteht, wird in Anhang III dargestellt.
19 Neben der Einbindung persönlicher Informationen über die Lernenden können die Lernenden auch mit Figuren in einer Lektüre verglichen werden. Oft werden aber auch berühmte Persönlichkeiten oder den Lernenden bekannte Personen in die Geschichten integriert. Der Inhalt soll auf diese Weise interessanter und bedeutungsvoller für die Lernenden werden.

Die Handlung der Geschichte wird vor allem durch Requisiten auf der Bühne verdeutlicht. Idealerweise agieren die Schauspieler auf eine entspannte, humorvolle, emotionale und einprägsame Weise, was den Lernenden hilft, eine visuelle und affektive Verbindung zu den neuen Vokabelstrukturen aufzubauen, die sie hören (vgl. ebd.).

Nach dem Abschluss der Geschichte kann die Lehrperson die Lernenden dazu anregen, die Handlung in Form einer kurzen Zusammenfassung entweder in Partner- oder in Gruppenarbeit nachzuerzählen oder einen Lernenden der Klasse die Geschichte vortragen lassen (vgl. Baird; Johnson 2003, zit. nach Beal 2011, 15). Es können auch neue Variationen erfunden werden. Eine andere Möglichkeit wäre, dass die Lehrperson die Geschehnisse prägnant rekapituliert und absichtlich kleine Fehler einbaut, die die Lernenden korrigieren müssen (vgl. Cantonia 1999, zit. nach Carruthers 2010, 5). Dies ermöglicht es den Lernenden, die neu gelernten Strukturen aktiv anzuwenden. Die Lehrperson korrigiert und unterbricht die Lernenden dabei nur, wenn sie ein falsches Wort verwendet, den Inhalt fehlerhaft wiedergegeben oder eine sehr schlechte, die Kommunikation störende Aussprache haben, da das Ziel die fließende Sprechfertigkeit ist (vgl. Beal 2011, 15). Indem die Lernenden die Fähigkeit erlangen, eine Geschichte in der Fremdsprache nachzuerzählen, sie auszuschmücken und die Handlung der Geschichte oder der Leselektüre zu erweitern, werden Denkfähigkeiten eines höheren Schwierigkeitsgrades gefördert (vgl. Gaab 2011, 6).

Durch das Vertrautwerden mit der Methode entwickelt die Lehrperson ihr eigenes Konzept, mit welchen Techniken sie den Lernenden ihre Geschichte näherbringen kann.[20] Dabei sollte sie sich jedoch immer die Frage stellen, ob die ausgewählte Technik verständliche Inhalte und Personalisierung zulässt, da diese Aspekte zu den Grundtechniken und Praktiken des TPRS gehören. Nach Ben Slavic können die Lernenden mit verständlichem Input auf intellektueller Ebene und mit Fragen, die ihre individuellen Bedürfnisse und ihre Persönlichkeit berücksichtigen, auf emotionaler Ebene erreicht werden (vgl. Slavic 2008, 10).

---

20 Slavic 2008 führt in seinem Buch *TPRS in a year* (2008) verschiedene Techniken an, die in der Anwendung der TPRS-Methode eingesetzt werden können.

Schritt 3: Lesen und Diskutieren

Im dritten Schritt erhalten die Lernenden eine schriftliche Version der Geschichte[21], die im zweiten Schritt gelernt wurde; diese ist oft länger und enthält mehr Details. Es kann sich auch um eine ähnliche Geschichte handeln. Ziel ist es, die neu gelernten Sprachstrukturen noch einmal im Kontext zu festigen und ihr Verständnis anhand der Übersetzung der Geschichte zu sichern. Je nach Lernniveau der Lernenden können verschiedene Lesetechniken eingesetzt werden. Grundsätzlich gilt, dass fünf Schritte das Lesen markieren (vgl. Ray; Seely 2012, 90).

Das gemeinsame Lesen in der Klasse stellt die erste und häufigste Lesestrategie dar. Dabei liest die Lehrperson zuerst die Geschichte oder einen Teil davon laut vor und erteilt dann den Lernenden die Aufgabe, die Erzählung mündlich in die ihnen gemeinsame Referenzsprache zu übersetzen. Diese Übersetzung kann durch einzelne Lernende erfolgen, indem beispielsweise ein Lernender die Aufgabe erhält, einen Abschnitt der schriftlichen Geschichte zu übersetzen. Darüber hinaus können die Lernenden aufgefordert werden, im Klassenchor die Übersetzung zu liefern, nachdem die Lehrperson einen Satz in der Zielsprache vorgelesen hat (vgl. ebd., 45). Anhand des Dekodierens des Textes kann die Lehrperson erkennen, wie gut die Lernenden die Strukturen in der Zielsprache beherrschen. Wenn sie noch große Probleme haben, die Bedeutung herzustellen, muss die Struktur so lange wiederholt werden, bis sie vollständig gelernt worden ist (vgl. Gaab 2011, 6). Während der Übersetzung sollen die Lernenden die ihnen unbekannten Wörter aufschreiben. Diese Vorgehensweise soll sowohl das Verständnis des neuen Vokabulars als auch des gesamten Textes sichern (vgl. Ray; Seely 2012, 45). Wenn die Geschichte und ihr Vokabular den Lernenden bekannt sind, kann die Lehrperson das Augenmerk auf verschiedene grammatische Themen richten (vgl. ebd., 219). Diese werden allerdings nicht detailliert besprochen. Fortgeschrittene Grammatikkonzepte werden ab dem dritten Jahr des Fremdsprachenlernens erklärt, ab

---

21 Ein Beispiel für eine Geschichte findet sich in Anhang V. Bereits verfasste Geschichten werden von Sky Oaks Productions und Blaine Ray Workshops angeboten.

diesem Zeitpunkt wird das Gewicht auch vermehrt auf grammatikalische Korrektheit gelegt (vgl. ebd., 125f.).

Nach der Übersetzung sollen die Lernenden Fragen zur Geschichte beantworten. Ein Lernender kann beispielsweise dazu aufgefordert werden, eine Figur aus der Geschichte darzustellen. Von diesem Lernenden werden anschließend Fakten, die gerade übersetzt wurden, erfragt. Die Sprachstrukturen sollen auf diese Weise noch einmal wiederholt und geübt werden, indem die gleichen Sprachstrukturen in den Antworten verwendet werden (vgl. ebd., 45ff.). Üblicherweise werden zuerst Fragen zum Text selbst sowie zu den Lernenden und deren Leben gestellt, sie können sich aber auch auf weitläufigere Themen beziehen, die im Zusammenhang mit der Leselektüre stehen; sie sollen zudem Diskussionen über die Zielkultur evozieren. Diese Fragen können auch schriftlich beantwortet werden (vgl. ebd., 178f.).

Als dritte Option, den Lesetext zu behandeln, können Hintergrundinformationen zu der Geschichte hinzugefügt werden, zum Beispiel zusätzliche Informationen zur Hauptfigur. Die Lernenden sollen diese Details erfragen, während die Lehrperson versucht, möglichst kreative, bizarre, also aufmerksamkeitserregende Antworten zu liefern. Auch kann eine parallele Figur zu der Geschichte hinzugefügt werden, die beispielsweise durch einen Kursteilnehmenden repräsentiert wird. Dieser soll Fakten über seine Figur von der Lehrperson erfragen. Diese Diskussionen sollen so lange wie möglich ausgeweitet werden. Im Anschluss soll die Geschichte, erneut Satz für Satz, übersetzt werden. Zum Schluss soll ein Lernender die Geschichte szenisch darstellen (vgl. ebd., 90f.). Diese Übungen haben das Ziel, die Ausdrucksfähigkeit zu fördern, indem die gelernten, häufig verwendeten Sprachstrukturen der Zielsprache geübt werden.

Gaab zufolge kann dieser letzte Schritt auch im Üben und Festigen der gerade gelernten Sprachstrukturen durch das Lesen eines Zeitschriftenartikels, eines Liedes, eines Gedichtes, eines Märchens oder einer Erzählung bestehen oder auf einem Lesestück, das sich auf ein bestimmtes Thema im Lehrplan bezieht, basieren (vgl. Gaab 2011, 6). Diese Option wird jedoch im Rahmen der klassischen Funktionsweise von TPRS nicht genannt.

Neben diesen längeren Lesetexten (*extended readings*) raten Ray und Seely dazu, auch Leselektüren, sogenannte *Easy Reader*, im Unterricht einzusetzen. Das von Seely gegründete Command Performance Language Institute bietet TPRS-Reader an. Diese enthalten zahlreiche Sprachstrukturen, die auf den Frequenzwörtern der Zielsprache aufgebaut sind. Sie beinhalten sowohl kulturelle Informationen über das/die Zielsprachenland/-länder als auch viele bizarre, übertriebene Details, die die Aufmerksamkeit der Leser auf sich ziehen sollen.

Folgende Strategien können beim Einsatz dieser Reader angewendet werden: Der Leser kann ein Textabschnitt oder ein Kapitel übersetzen, Fakten von Kapiteln erfragen oder zusätzliche Details, die nicht in der Lektüre genannt werden, in einem Brainstorming hinzufügen. Es kann aber auch eine parallel laufende Geschichte mit einer parallelen Figur zu einem Abschnitt erfunden werden. Auf diese parallele Figur könnte dann in der ganzen Geschichte referiert werden. Diese Strategie verfolgt das Ziel, mehr Wiederholungen der gerade gelernten Sprachstrukturen zu erlangen (vgl. Ray; Seely 2012, 93f.).

Darüber hinaus wird einmal in der Woche eine zeitlich begrenzte Schreibaufgabe im Umfang von fünf Minuten durchgeführt. Am Anfang verfassen die Lernenden eine in der Klasse besprochene Geschichte neu, während sie im Laufe der Zeit verschiedene Themenstellungen ausarbeiten sollen. Zudem beantworten sie schriftlich Fragen zu den Geschichten.

Es werden zwei Arten von zeitlich begrenzten Schreibaufgaben durchgeführt. Die erste verlangt ein schnelles Verbalisieren, bei dem die Lernenden möglichst viele Wörter niederzuschreiben versuchen. Ziel ist es, möglichst im Schreibfluss zu bleiben, den Text weder zu überarbeiten noch zu korrigieren. Auf diese Weise sollen mindestens 100 Wörter in fünf Minuten zu Papier gebracht werden. Ein entspanntes Schreiben hat eine flexible Zeitbeschränkung und stellt die zweite Möglichkeit dar, eine zeitlich begrenzte Schreibaufgabe umzusetzen. Der Lernende kann in dieser Schreibaktivität seine Arbeit redigieren, der Lehrperson und den Mitschülern Fragen stellen und sie um Hilfe bitten. Bei dieser Aufgabe versuchen die Lernenden, ihre Sprach-, Rechtschreib- und Grammatikkenntnisse nach bestem Wissen und Gewissen anzuwenden (vgl. Ray; Seely 2012, 92). Im dritten und vierten Jahr des Fremdsprachenerwerbs sollen die Lernenden Aufsätze schreiben, in denen sie globale, lokale und aktuelle Themen und Ereignisse erörtern. Ray und Seely raten, diese im Unterricht zuerst gemeinsam zu diskutieren (vgl. ebd., 133).

Eine TPRS-Woche für einen Lernenden im zweiten Fremdsprachenjahr könnte laut Ray und Seely zum Beispiel so aussehen, dass bei fünf Lektionen in der Woche an zwei Tagen eine Geschichte mündlich erfragt wird, an zwei anderen längere Lesetexte gelesen und diskutiert werden, die auf den erfragten Geschichten basieren können, und in der letzten Unterrichtsstunde ein zeitlich begrenztes freies Schreiben und das Lesen und Diskutieren einer gewählten Lektüre erfolgt (vgl. ebd., 131).[22]

3.2 Grundtechniken und Praktiken

TPRS basiert auf den Grundtechniken Verstehen, Wiederholung und Interesse: Damit der Unterrichtsstoff verständlich ist, wird verständlicher Input gelehrt und in seinem Umfang begrenzt, was bedeutet, dass nicht nur darauf geachtet wird, neue Sprachstrukturen einzuschränken, sondern auch, dass neu eingeführtes Vokabular sofort erklärt wird. Zudem muss der Unterrichtsstoff oft wiederholt werden. Er soll außerdem laut Ray und Seely interessant für die Lernenden sein, damit das beste Lernergebnis erzielt werden kann. Weitere Techniken sind das *Circling*, die Personalisierung und das simultane Unterrichten des Präsens und der Vergangenheitstempora.[23]

Ray und Seely vertreten die Ansicht, dass Lernende die Zeitebenen Vergangenheit und Gegenwart besser auseinanderhalten und korrekt gebrauchen können, wenn sie von Beginn an in Form von verständlichem Input in einem angemessenen Kontext simultan gelehrt werden (vgl. ebd., 53f.). Dieser Befund beruht auf Erfahrung und nicht auf empirischen Untersuchungen. Werden Geschehnisse und Erlebnisse nacherzählt, so geschieht dies in der Vergangenheitsform. In der Praxis sieht das so aus, dass die Lehrperson, wenn sie zu ihrem Publikum, der Klasse, spricht, das Präteritum verwendet, da sie eine Geschichte erzählt, die bereits geschehen und abgeschlossen ist. Spricht die Lehrperson zu ihren Figuren, welche die Geschichte szenisch darstellen, verwendet sie das Präsens, weil sie sich in das Geschehen der Geschichte begibt. Wird erzählt, was in der Vergangenheit passiert ist, dann werden auch die Zeitformen Perfekt und Plusquamperfekt verwendet (vgl. ebd., 60).

---

22 Auf höheren Niveaustufen können diese Aufgaben auch durch Diskussionen zu anderem verständlichen Input über verschiedene Themen und Ereignisse ersetzt werden (vgl. Ray; Seely 2012, 131).
23 Die Techniken des *Circling* und der Personalisierung wurden in Kapitel 3.1 im Kontext des 3-Schritte-Modells erläutert.

Bei TPRS werden zusätzlich zu dem 3-Schritte-Modell verschiedene Grundtechniken und Praktiken im Unterricht eingesetzt. Dazu gehören die Übersetzung, das Bewegen innerhalb des Verständnisrahmens, die Verständnissicherung, das Üben der Sprachstrukturen bis zu ihrer vollständigen Beherrschung (*mastery*) und das Erklären der Grammatik im Kontext (vgl. ebd., 23ff.).

Ein elementarer Erfolgsschlüssel und eine häufig angewandte Praktik der Methode ist die Übersetzung von unbekannten Wörtern/Phrasen in die Muttersprache oder in eine Referenzsprache. Da laut Ray und Seely Hilfestellungen wie Gesten oder Bilder oft mehrdeutig sind, betrachten sie die direkte Übersetzung als den einzig zielführenden Weg für die Klärung der Bedeutung (vgl. ebd., 23).

Zudem wird darauf geachtet, sich innerhalb des Verständnisrahmens zu bewegen, also nur Wörter/Phrasen zu verwenden, die die Lernenden bereits gelernt haben und verstehen. Darüber hinaus können Eigennamen, die die Lernenden kennen, oder *cognates*[24] eingesetzt werden. Wird sich außerhalb des Verständnisrahmens aufgehalten, bedeutet dies, dass die Lehrperson entweder schneller spricht, als der Lernende die Information verarbeiten kann, oder dass das verwendete Vokabular von den Lernenden nicht verstanden wird. Tritt Letzteres ein, soll die Lehrperson das betreffende Wort und dessen Übersetzung an die Tafel schreiben (vgl. ebd., 23f.). Essenziell ist auch, dass sich die Lehrperson in der Geschwindigkeit des Sprechens zurücknimmt, damit die gehörte Sprache besser verarbeitet werden kann (vgl. ebd., 13f.)

Es ist stets wichtig zu überprüfen, ob der Unterricht für die Lernenden verständlich ist und sie die im Unterricht verwendeten Strukturen verstehen. Bei TPRS wird die Verständlichkeit anhand folgender Verfahren verwirklicht:

- *Helfer*
  Bei dieser Technik werden Lernende ausgewählt, die die Aufgabe erhalten, Unklarheiten oder zu schnelles Sprechen mit einem Time-out-Zeichen zu signalisieren (vgl. ebd., 24).

---

24 Als *cognates* bezeichnet man sprachlich verwandte Wörter aus Ziel- und Muttersprache, wie beispielsweise englisch *table* und französisch *table*.

- *Fingeranzahl*
  Hier sollen die Lernenden die Anzahl Finger hochhalten, die ihr Verständnis widerspiegelt. Zehn Finger bedeuten 100 Prozent, während fünf Finger 50 Prozent repräsentieren (vgl. ebd., 24f.).
- *Was habe ich gerade gesagt?*
  Diese Frage wird von der Lehrperson eingesetzt, da die Antwort in der Zielsprache die Aufnahmefähigkeit der Lernenden widerspiegelt (vgl. ebd., 25).
- *Was heißt dieses Wort?*
  Diese Frage wird oft angewendet, wenn keine eindeutige Antwort bei einer *Circling*-Frage zurückgekommen ist (vgl. ebd.).
- *Zu den Augen lehren*
  Indem die Lehrperson den Lernenden während des Unterrichtens in die Augen schaut und so mit ihnen in Verbindung tritt, erhält sie ein Indiz dafür, ob die Lernenden die Informationen verstanden haben (vgl. ebd., 150).

Rays und Seelys Insistieren auf dem Beherrschen des Gelernten bedeutet in der Praxis, dass mit dem Lehrstoff erst vorangeschritten wird, wenn er vollständig gelernt und verstanden wurde. Dieser Zeitpunkt ist erreicht, wenn das Wissen in einem angemessenen Redefluss wiedergegeben werden kann. Sprachstrukturen sollen immer wieder wiederholt und gehört werden, da der Schlüssel zum Sprachenlernen das Hören einschließt und auf diese Weise ein Gefühl dafür entsteht, wie eine Sprachstruktur richtig in einen Satz eingefügt wird, sodass sie von einem Muttersprachler verstanden wird. Zudem vermittelt das Beherrschen des Unterrichtsstoffs den Lernenden ein Gefühl von Kontrolle (vgl. ebd., 31f.), was nach Krashens Affektiver-Filter-Hypothese einen positiven Einfluss auf das Lernen hat.

Die Grundtechniken Verständnis, mündliche Wiederholung und das Interesse der Lernenden sind eng miteinander verbunden. Ihre Umsetzung stellt allerdings oft eine große Herausforderung für Lehrpersonen dar. Um dieser Aufgabe begegnen zu können, hat Ray die nachfolgende effektive Technik ausgearbeitet: Alle Geschichten haben Figuren, die die Persönlichkeit eines Lernenden darstellen, das kann eine Berühmtheit oder ein Tier sein. Nun gilt es, bevor mit der Geschichte begonnen wird, sich Hintergrundinformationen über diese Figuren auszudenken – beispielsweise ihr Geschlecht, ihren Wohn- oder Aufenthaltsort, ihre Interessen und Hobbys. Diese Hintergrundinformationen werden im Laufe der Geschichte aufgedeckt. Es sollen drei bis sechs Figuren ausgewählt werden, damit es möglich bleibt, dieselben Strukturen und dasselbe Vokabular zahlreiche Male repetitiv zu verwenden. Weitere Details werden während des Geschichtenerzählens mit der *Circling*-Methode von den Lernenden enthüllt. Sobald genügend Informationen vorhanden sind, kann über diese gesprochen und ein Vergleich angestellt werden. Es können dabei immer mehr Figuren hinzugefügt werden, um weitere Übungen einzuleiten. Mithilfe des Erfragens der Geschichte und der Ergänzung von verschiedenen Figuren wird ermöglicht, das Interesse der Lernenden aufrechtzuerhalten, obwohl die gleichen Sprachstrukturen wiederholt werden (vgl. ebd., 51f.). Als Hintergrundinformationen können auch der Inhalt des Lehrplans und/oder des Kursbuches gelehrt werden. Wenn mit einem Lehrbuch unterrichtet wird, soll das Augenmerk auf das Vokabular und die grammatischen Strukturen, die gelehrt werden sollen, gelegt werden und diese in die für den Unterricht vorgesehene Anzahl der Geschichten aufgeteilt werden. Für den Fall, dass die vorgegebenen Syllabi zu viel Unterrichtsstoff enthalten und daher Abstriche gemacht werden müssen, wird dem Vokabular und den grammatischen Strukturen, die sehr häufig in der gelehrten Zielsprache verwendet werden, der Vorzug gegeben (vgl. ebd., 53). Ray und Seely empfehlen, sich vor allem auf dem Anfängerniveau auf die am häufigsten verwendeten Verben der Zielsprache, die in den ersten 100 Wörtern der Frequenzliste aufgelistet sind, zu konzentrieren und darauf zu achten, welche Aufgabe Verben in einer Sprache übernehmen, welche Funktion sie erfüllen (vgl. Ray; Seely 2012, 52).

Das Erklären der Grammatik ist immer an eine Bedeutung gekoppelt, das heißt, dass auftretende grammatische Elemente im Kontext in der Muttersprache oder der gemeinsamen Referenzsprache der Lernenden erklärt werden. Wenn eine Lehrperson den Lernenden beispielsweise die Bedeutung und die Konjugation der verschiedenen Modalverben vermitteln will, wird die Geschichte viele Beispiele von Modalverben enthalten, also Komponenten, bei denen die Figuren etwas tun müssen, nicht tun dürfen/sollen/wollen und so weiter. Werden genug Beispiele des jeweiligen Grammatikthemas in der Geschichte zur Verfügung gestellt und durch den Unterrichtsstoff verständlich gemacht, sodass sie in einem konkreten, typischen

Bedeutungszusammenhang gelernt werden können, brauchen die Lernenden laut Ray und Seely keine weitere explizite Übung, da sie durch die Beispiele die grammatischen Strukturen erworben beziehungsweise gelernt haben (vgl. ebd., 211) und die Strukturen zudem durch Schreibaktivitäten weiter geübt werden (vgl. Ray 2014a, 20).

Wie im PACE-Modell[25] sensibilisiert die Lehrperson die Lernenden stets für Unterschiede in den grammatischen Strukturen und ermutigt sie, diese zu diskutieren (vgl. Beal 2011, 18). TPRS verwendet die Bezeichnung pop-up grammar für die im Lesetext oder in der Geschichte auftretende Grammatik (vgl. Ray; Seely 2012, 211). Ray und Seely sind davon überzeugt, dass die Lernenden Grammatikstrukturen vorrangig anhand des Geschichtenerzählens lernen, weshalb die Grammatikerklärungen auf niedrigen Lernniveaus in der Regel sehr kurz gehalten werden und detaillierte Erklärungen erst auf höheren Niveaustufen gegeben werden (vgl. ebd., 219). Paul Portmann-Tselikas hingegen ist der Ansicht, dass ein Unterricht, der einen fruchtbaren Sprachkontakt zu seinem Ziel hat, explizite Grammatikentwicklung nicht ausklammern darf:

> „Grammatikunterricht hat die Aufgabe, anwendbares, d.h. praktisch nutzbares grammatisches Wissen zu vermitteln. Dieses hat eine eigenständige Funktion im Umgang mit der fremden Sprache: Es hilft, Aufmerksamkeit auf relevante Aspekte dieser Sprache zu fokussieren und ermöglicht, eine klarere Orientierung im komplexen Bereich der sprachlichen Formen/Strukturen und ihrer Bedeutung." (Portmann-Tselikas 2001, 16).

---

25 Das PACE-Modell ist eine auf Geschichten basierende Lehrmethode für Grammatik. Sie beruht auf der Grundlage, dass sprachliche Elemente nur dann eine Bedeutung erlangen, wenn sie in einen Kontext gebracht werden, und baut auf folgenden Komponenten auf: „Presentation, Attention, Co-Construct and Extension" (vgl. dazu die Ausführungen von Bonnie Adair-Hauck und Richard Donato in Shrums und Glissans Veröffentlichung (2009) *Teacher's Handbook: Contextualized Language Instruction*, 4th edition, Kapitel 7: *Using a Story-based Approach to Teach Grammar*.

4. Zur Verbindung zwischen der TPRS-Methode und der Gedächtnispsychologie

Das Ziel eines jeden Fremdsprachenlerners ist es, sich kompetente Sprachkenntnisse anzueignen und die erworbenen Kenntnisse möglichst lange zu behalten, auf diesen aufzubauen und sie weiterzuentwickeln (vgl. Ayan 2013, 30). Das Ziel, sich fließende Sprachkenntnisse anzueignen und diese gleichzeitig im Langzeitgedächtnis zu verankern, gilt daher auch für die TPRS-Methode. Sie baut auf folgende drei Gedächtnisregeln des Molekularbiologen John J. Medina[26] auf: *Aufmerksamkeit und Beachtung; Wiederholung als Schlüssel zum Erinnern; sensorische Integration – Stimulation mehrerer Sinne* (vgl. Medina 2014). Diese Regeln sind Gegenstand des nächsten Unterkapitels.

4.1 Gedächtnisregel 1: Aufmerksamkeit und Beachtung

Medina zufolge wird ein gegebener Stimulus umso sorgfältiger enkodiert, das heißt gelernt und behalten, je mehr Aufmerksamkeit das Gehirn diesem Stimulus schenkt. Dieser Stimulus muss aber interessensfördernd sein, da das Gehirn langweiligen Stimuli keine Aufmerksamkeit schenkt. Damit die Aufmerksamkeit wachgehalten wird, muss nach einer gewissen Zeit – Medina spricht von einer Zeitspanne von zehn Minuten – ein neuer Stimulus gegeben werden. Was und wem Beachtung geschenkt wird, wird oft stark vom Gedächtnis beeinflusst und beruht auf vorherigen Erfahrungen (vgl. Medina 2014, 106ff.).

Wenn TPRS nun besonderes Augenmerk auf den Unterhaltungswert der Geschichten legt (vgl. Ray; Seely 2012, 10), so geschieht dies meines Erachtens, um Medinas Erkenntnis der Bedeutung von interessanten und wiederholten Stimuli für die Erzeugung von Aufmerksamkeit Rechnung zu tragen.

Bei TPRS werden fortwährend neue Stimuli durch die neu hinzugefügten, erfragten Details erzeugt, wodurch immer wieder von neuem die Aufmerksamkeit der Lernenden erregt und gefesselt wird. Eben diesen

---

26 Seine Forschungen zur Arbeitsweise des Gehirns, die er in Form von Gedächtnisregeln zusammengefasst hat, legt er in seinem Buch *Brain rules: 12 Principles for Surviving and Thriving at Work, Home, and School* (2014) dar.

Effekt wird auch durch die Bizarrerie, Hypertrophie und Unterhaltsamkeit des Unterrichtsmaterials sowie durch die persönliche Verbindung zur Thematik gesichert.

Auch vertritt Medina die Meinung, dass das Gehirn nicht nur wichtigen Informationen Aufmerksamkeit schenke, sondern auch solchen, die zum persönlichen Interessengebiet gehörten, wobei ersteren mehr Beachtung zugeschrieben werde. Marketingexperten hätten zudem herausgefunden, dass Aufmerksamkeit durch unvorhersehbare, ungewöhnliche und instinktive Stimuli gewonnen werden könne und so Interesse durch gewonnene Aufmerksamkeit herbeigeführt worden sei (vgl. ebd., 108).

TPRS weckt das persönliche Interesse der Lernenden auf zwei Ebenen: Zum einen durch Personalisierung, also durch die Einbindung persönlicher Informationen der Lernenden in die Geschichten (vgl. Ray; Seely 2012, 154) oder die persönliche Auseinandersetzung mit einer Thematik durch den Bezug auf die eigene Lebenswelt, beispielsweise in Form eines Essays, der die eigene Meinung zu einem bestimmten (kontroversen) Thema artikuliert. Zum anderen durch die unerwarteten und ungewöhnlichen Stimuli (Details/Fakten/Handlung) der Geschichte (vgl. ebd., 133f.)

Medina führt weiter an, dass emotionsgeladene Ereignisse besser, länger und korrekter behalten würden als neutrale. Der Prozess beginnt damit, dass die Amygdala[27] Dopamine[28] freigibt, wenn das Gehirn ein emotionsgeladenes Ereignis wahrnimmt (vgl. ebd., 111ff.). Auch Steve Ayan vertritt die Ansicht, dass gefühlt werden muss, wenn gelernt werden will, da Lernprozesse eng mit Gemütsbewegungen verknüpft seien. Dabei sollte laut Ayan darauf geachtet werden, dass positive Gefühle mit dem Erlernten assoziiert werden, um einem Blackout entgegenzuwirken (vgl. Ayan 2013, 36).

Die TPRS-Methode wird dieser Gedächtnisregel insofern gerecht, als dass die Aufmerksamkeit der Lernenden durch lustige, unerwartete Details, anhand von szenischen Darstellungen, die Reaktionen wie Gelächter und Emotionen wie Freude hervorrufen, geweckt und zugleich aufrechterhalten werden soll. Diese positiv konnotierten Details sind zugleich Motivationselemente. Der

---

27 Die Amygdala ist ein Teil unseres Gehirns, der hilft, Emotionen zu erzeugen und bewahren (vgl. Medina 2014, 112).
28 Dopamine helfen unter anderem bei der Erinnerungstätigkeit und Informationsvearbeitung (vgl. Medina 2014, 112).

affektive Filter soll auf diese Weise gering gehalten, der Input hingegen sorgfältig gelernt und behalten werden, weil er mit positiven Gemütsbewegungen verknüpft wird. Um positive Gefühle zu erzeugen, setzt TPRS auch auf das Interesse der Lernenden, die Originalität der Geschichten, den verständlichen Input, die Übersetzungen, das Nichterzwingen des Outputs, die Chorantworten und die Personalisierung (vgl. Ray; Seely 2012, 13ff.).

Ferner postuliert Medina, dass das Gehirn bei emotionsgeladenen Erfahrungen der zentralen Bedeutung mehr Aufmerksamkeit schenkt als nebensächlichen Details und grundlegende Muster und abstrakte Bedeutungen von Ereignissen besser erkannt werden als Details (vgl. Medina 2014, 123). Ein einfacher Weg, diese Tendenz zu nutzen, sei, mit den Kernideen und nicht den Details zu beginnen und letztere in einer logisch organisierten, hierarchischen Struktur rund um diese Schlüsselideen zu präsentieren (vgl. Medina 2014, 114ff.).

Dies wird in der TPRS-Methode dadurch berücksichtigt, dass zuerst die Kernideen, die eine bewusst begrenzte Anzahl an Sprachstrukturen darstellen und auf den Frequenzwörtern der Zielsprache basieren, eingeführt werden. Während beim Geschichtenerzählen ein grobes Gerüst des Handlungsstrangs schon definiert ist (dieses wurde von der Lehrperson im Vorhinein vorbereitet), werden zusätzlich immer mehr Details und Fakten der Geschichte erfragt. Das heißt, die Details der Geschichte werden rund um die Kernideen kreiert und präsentiert. Die Bedeutung wird gesichert, indem verständlicher Input geliefert und die simultane Übersetzung und Bedeutungsklärung von unbekannten Wörtern und der Grammatik, auch durch visuelle Elemente und TPR, stattfindet (vgl. Ray; Seely 2012, 35ff.).

4.2 Gedächtnisregel 2: Wiederholung als Schlüssel zum Erinnern

Informationen werden Medina zufolge am besten behalten, wenn sie gründlich ausgearbeitet, relevant und kontextuell verankert sind (vgl. Medina 2014, 148f.). Auch laut Frederic Vester müssen Beziehungen zwischen Dingen hergestellt und das Gelernte vernetzt werden. Je mehr Assoziationen und Möglichkeiten einer vielseitigen Zuordnung schon vorhanden sind, desto weniger muss der Inhalt gelernt werden und desto besser kann dieser aus dem Langzeitgedächtnis hervorgeholt werden (vgl. Vester 2007, 89).

Je mehr der Fokus auf der Bedeutung der Informationen liege, desto sorgfältiger werde die Information verarbeitet. Die Bedeutung müsse verstanden werden. Darüber hinaus sei es wichtig, dass das Gelernte wiederholt werde. Laut Medina können durchschnittlich ungefähr sieben neue Informationen für weniger als 30 Sekunden behalten werden. Soll eine neue Information ein paar Minuten oder Stunden im Kurzzeitgedächtnis behalten werden, müsse der neue Stoff kontinuierlich in Erinnerung gerufen werden. Soll eine neue Information im Langzeitgedächtnis gespeichert werden, so müsse, wie der deutsche Forscher Hermann Ebbinghaus schon vor über hundert Jahren zeigte, das Gelernte immer wieder in zeitlichen Intervallen wiederholt werden. Dabei ist vor allem das Timing wichtig. Medina zufolge besteht die größte Chance, dass ein Ereignis behalten werde, wenn unmittelbar nach dessen Vorkommen darüber nachgedacht und gesprochen wird (vgl. Medina 2014, 148f.). Auch Ayan unterstreicht in *Besser lernen*[29], dass erläuternde *Warum-Fragen* nach Ansicht etlicher Forscher zu den wirksamsten Lerntechniken zählen (vgl. Ayan 2013, 32).

Diese Regel wird durch die TPRS-Methode dahingehend umgesetzt, dass die zu lernenden Sprachstrukturen immer in den Kontext von personalisierten Fragen, mündlich erzählten Geschichten oder Lesetexten eingebunden werden und somit eine kontextuelle Verankerung möglich ist. Die Sprachstrukturen/der Handlungsstrang der Geschichte werden wiederholt und gleichzeitig vernetzt, indem während des Erzählens der Redefluss gestoppt wird und die Details der Geschichte durch den fortwährenden Einsatz der *Circling*-Fragen häufig wiederholt/geübt und somit gefestigt und mit Gelerntem/neuen Details verknüpft werden. Anschließend wird ein neues Detail hinzugefügt und dieses wiederum in Wiederholungen erfragt (vgl. Ray; Seely 36ff.). Da sich der Kontext immer leicht ändert, wird es den Lernenden ermöglicht, die gelernten Sprachstrukturen in einem neuen Zusammenhang anzuwenden (vgl. Ray; Seely 2012, 35ff.). Die Wiederholung findet folglich anhand des 3-Schritte-Modells des TPRS statt, in denen der neue Wortschatz und die neuen Strukturen eingeführt, geübt, gefestigt und in der eigenen Produktion angewendet werden.

---

29 Vgl. Ayan 2013: *Besser lernen*. In: *Gehirn und Geist 10*, 30–36.

Mittels der *Circling*-Methode und des 3-Schritte-Modells wird also eine bessere Verankerung im Langzeitgedächtnis ermöglicht, weil das Gelernte durch die häufige Wiederholung die Stufen des Ultrakurzzeit- und des Kurzzeitgedächtnisses durchlaufen kann, bevor es permanent im Langzeitgedächtnis gespeichert wird.

4.3 Gedächtnisregel 3: Sensorische Integration – Stimulation mehrerer Sinne

Neben der Wiederholung des Gelernten hat auch die Einbindung von mehreren Sinnen einen positiven Effekt auf das Lernen. Der Kognitionspsychologe Richard E. Mayer fand in seiner Forschung zum Verhältnis von Multimedia und Lernen heraus, dass eine Gruppe in einer multisensorischen Umgebung bessere Erfolge beim Aufnehmen von Informationen erzielt als eine Gruppe in einer monosensorischen Umgebung[30]. Die Erinnerungen der ersten Gruppe waren detaillierter, korrekter und wurden länger gespeichert (vgl. Medina 2014, 171f.). Informationen über ein Ereignis werden laut Medina durch die Sinne absorbiert und in elektrische Signale transferiert. Daraufhin werden diese Signale in separaten Teilen des Gehirns verbreitet. Im Anschluss wird rekonstruiert, was passiert ist und eventuell das Ereignis als Ganzes begriffen. Das Gehirn berufe sich zum Teil auf vergangene Erfahrungen, wenn es darum gehe, wie diese Signale kombiniert werden sollen. Aus diesem Grund können zwei Personen dasselbe Ereignis sehr verschieden wahrnehmen (vgl. ebd., 179).

TPRS wird dieser Gedächtnisregel dadurch gerecht, dass mehrere Sinne beim Lernen der Sprachstrukturen gleichzeitig angesprochen werden. Dies geschieht zum Beispiel dadurch, dass die Lernenden die Geschichte hören, gleichzeitig szenisch dargestellt sehen oder sie selber als Schauspieler verkörpern und Fragen zur Geschichte beantworten. Auch wird die TPR-Methode beim Erlernen der Vokabeln gleichzeitig mit dem Sprechen eingesetzt, während die Lernenden zusätzlich die visuelle Übersetzung als Hilfe heranziehen können.

---

30 Vgl. dazu die Studienergebnisse Richard E. Mayers in *Multimedia learning* (2009) oder in *The Cambridge handbook of multimedia learning* (2014).

5. Kritische Betrachtung des aktuellen Forschungsstandes

Bis heute wurden nur wenige Studien zu TPRS publiziert. Während TPRS bis zum letzten Jahrzehnt hauptsächlich durch theoretische Forschungen und nicht durch direkte Vergleiche mit verschiedenen Unterrichtsmethoden unterstützt wurde, nehmen derzeit letztere zu. Neun der zwölf publizierten Studien heben die Stärken von TPRS für das Erlangen verschiedener Sprachfertigkeiten gegenüber traditionellen Methoden hervor (vgl. Ray; Seely 2012, 304f.). Diesen Befunden soll nachgegangen werden, indem drei der bis zum heutigen Zeitpunkt bekanntesten Studien zur TPRS-Methode in den folgenden Unterkapiteln beschrieben und anhand eines Leitfadens für die Beurteilung empirischer Ergebnisse kritisch betrachtet werden. Es soll untersucht werden, ob die Feststellungen von Barbara Watson (2009), Jean S. Oliver (2012) und Lauren Braunstein (2006) als empirische Studien in der Forschung als erwiesen gelten können. Wie dies bewertet werden kann und warum und mit welchem Ziel auf diese Weise vorgegangen wird, ist Inhalt des nächsten Unterkapitels.

5.1 Leitfaden zur Beurteilung empirischer Ergebnisse

Mithilfe eines eigens kreierten Leitfadens sollen zunächst Untersuchungsgegenstand und Thema sowie Fragestellung und Hypothese der jeweiligen Studie benannt und erläutert werden. Im zweiten Teil soll untersucht werden, wie die Forscher vorgegangen sind, um die aufgestellte Hypothese zu überprüfen, das heißt es wird betrachtet, welche Methode(n) gewählt wurde(n). Darauffolgend wird das Ergebnis der jeweiligen Studie dargestellt und ausführlich wiedergegeben, wie die Forschenden ihr Ergebnis interpretieren. Im Anschluss werden die Studien anhand der Gütekriterien für empirische Untersuchungen – Zuverlässigkeit, Gültigkeit und Objektivität – daraufhin überprüft, ob die jeweilige Vorgehensweise der Durchführung der Studie sowie die Interpretation ihrer Ergebnisse nachvollziehbar sind oder ob es diesbezüglich Mängel gibt.

Diese Vorgehensweise erlaubt es, dass zunächst ein Einblick in das Thema und die Forschungsfrage geschaffen wird, während anschließend mithilfe der detaillierten Beschreibung der Vorgehensweise und der Durchführung die Nachvollziehbarkeit der Ergebnisse gewährleistet wird. Darüber hinaus wird durch die Darstellung der gewonnen Ergebnisse und der Interpretation derselben seitens der Forscher die Voraussetzung geschaffen, um eine kritische Analyse anhand der Gütekriterien vorzunehmen. Diese ermöglicht es, die Stärken und Schwächen der jeweiligen Studie aus empirischer Sicht herauszuarbeiten und gibt Auskunft darüber, ob die aufgestellten Hypothesen als wissenschaftlich bestätigt oder dementiert eingestuft werden können.

Der Leitfaden sieht im Detail folgendermaßen aus:

<u>Leitfaden</u>

1.) Wie lautete die Fragestellung der forschenden Person? Was war ihr Material/ihr Gegenstand?
   a. *Thema*
   b. *Genaue Formulierung der Fragestellung/Hypothese*
2.) Wie ist der/die Forscherin vorgegangen, um die Hypothese zu überprüfen (Methode)?
3.) Was war das Ergebnis?
4.) Wie interpretiert der Forscher/die Forscherin das Ergebnis?
5.) Sind die Vorgehensweise und die Interpretation des Ergebnisses nachvollziehbar oder gibt es Mängel?
   - *Kritik an der Vorgehensweise (Experiment)*
   - *Kritik an der Durchführung*
   - *Kritik an den Schlussfolgerungen*

5.2 Barbara Watson (2009): *A Comparison of TPRS and Traditional Foreign Language Instruction at the High School Level*

<u>**Leitfaden für die Beurteilung empirischer Ergebnisse**</u>

1.) *Wie lautete die Fragestellung der forschenden Person? Was war ihr Material/ihr Gegenstand?*
   a. *Thema:* Ein Vergleich von TPRS mit einem traditionellen Fremdsprachenunterricht auf Sekundarstufenniveau

b. Genaue Formulierung der Fragestellung/Hypothese: Watson stellt folgende Hypothese auf: Schüler, die mit (einer für sie) auf Verstehen beruhenden Lehrmethode unterrichtet werden, übertreffen diejenigen Schüler, die mit einer traditionellen Lehrmethode unterrichtet werden, in ihrer kommunikativen Kompetenz und schneiden besser oder gleich gut in Grammatiktests ab (vgl. Watson 2009, 21).

2.) *Wie ist die Forscherin vorgegangen, um die Hypothese zu überprüfen (Methode)?*
Es wurden zwei Methoden miteinander verglichen: eine traditionelle Lehrmethode, die aber von Watson nicht genannt wird, und die TPRS-Lehrmethode. Der Fokus der TPRS-Lehrmethode lag laut Watson auf einem stimulierenden Spracherwerb, in dem verständlicher Input durch das Geschichtenerzählen geliefert wurde. Jede TPRS-Geschichte enthielt drei bis vier neue Wörter in der Zielsprache und legte den Schwerpunkt auf eine neue grammatische Struktur (ebd.).
Bei der traditionell geführten Klasse wurde ein Großteil des Unterrichts dem Verstehen von grammatischen Konzepten anhand von Erklärungen in der gemeinsamen Referenzsprache, Englisch, gewidmet; Frage-Antwort-Übungen in Partnerarbeit, Interviews und das Fliegenklatsche-Spiel, bei dem zwei Schüler gegeneinander antraten und die richtige Vokabel an der Tafel mit einer Fliegenklatsche treffen mussten, nachdem die Lehrperson ihnen zuvor einen Hinweis auf die Vokabel gegeben hatte, wurden auch eingesetzt, um die Vokabeln zu lernen. Die Lehrperson dieser traditionell unterrichteten Klasse ließ die Schüler zusätzlich an Foto- und Videoprojekten arbeiten und bezog auch Technologien in den Unterricht mit ein, mit dem Zweck, Grammatik zu erklären und Informationen zu präsentieren. Auch wurden den Schülern persönliche Fragen gestellt und verschiedene Fragetechniken verwendet, wobei die TPRS-Methode nicht eingesetzt wurde. Zusätzlich lasen beide Gruppen wöchentlich im Unterricht und bekamen Leseaufgaben außerhalb des Unterrichts auf. Die TPRS-Klasse las die Romane *Pobre Ana* und *Patricia va a California* als Klassenlektüren, während die traditionell unterrichtete Klasse nur den Roman *Pobre Ana* von Blaine Ray las (vgl. ebd.). Vier Unterrichtssequenzen wurden Watson zufolge auf Tonband aufgenommen, um die beiden Methoden miteinander vergleichen zu können

und die Genauigkeit der Verfahren zu bestimmen. Darüber hinaus wurde die Verwendung der Fragetechniken, die Menge der durchgeführten Gruppenarbeit, die Lehrersprache und die Vokabelwiederholung während des Unterrichts anhand dieser Tonbandaufnahmen analysiert. Im Detail analysiert wurde die Unterrichtssequenz, die den Unterrichtsstil der jeweiligen Lehrperson am repräsentativsten darstellte (vgl. ebd.).
Die Probanden waren 73 Sekundarschüler, die in ihrem ersten Lernjahr für Spanisch eingeschrieben waren. Von diesen Schülern besuchten 23 die traditionell unterrichtete Klasse und insgesamt 50 Schüler waren für zwei TPRS-Klassen eingeschrieben. Während eine Lehrperson die traditionell geführte Klasse unterrichtete, wurden beide TPRS-Klassen von derselben Lehrperson unterrichtet. Die Schüler aller Klassen kamen aus einem einkommensstarken Schulgebiet. In den TPRS-Klassen kommunizierten nur vier Prozent der Schüler zu Hause in Spanisch oder verwendeten diese Sprache häufig außerhalb der Schule, während dieser Anteil in der traditionell unterrichteten Klasse 15 Prozent ausmachte (vgl. ebd., 21f.).
Am Ende des Schuljahres wurden in den drei Klassen zwei Messungen, eine mündliche Prüfung und eine Abschlussprüfung, durchgeführt. Die Abschlussprüfung bestand aus drei Teilgebieten: dem Hörverständnis, der Vokabel- und Grammatiküberprüfung und dem Leseverständnis. Im Hörverständnis demonstrierten die Schüler ihre Kenntnisse, indem sie einen Videoclip anschauten und anschließend in einem Fragenkatalog angaben, ob die Aussagen zum Inhalt richtig oder falsch waren und Antworten zu vorgegebenen Aussagen bezüglich des Inhalts auswählten. Der Vokabel- und Grammatikteil bestand aus einem Lückentext, bei dem die Schüler von verschiedenen vorgegebenen Möglichkeiten die richtige Lösung auswählen mussten. Beim Leseverständnis wurden die Probanden gebeten, zehn Sätze zu lesen und zu entscheiden, ob die Aussagen wahrscheinlich oder unwahrscheinlich seien. Zudem sollten sie zwei Absätze lesen und anschließend Fragen zum Textverständnis beantworten (vgl. ebd., 22).
Bei der mündlichen Prüfung bestand die Aufgabe darin, eine durch Zufall ausgewählte Karte, die ein englisches Wort anführte, das entweder eine Aktivität oder ein Objekt bezeichnete, zwei Minuten lang zu beschreiben. Hatten die Schüler das Gefühl, diesen Begriff nicht erklären

zu können, konnte dieser maximal dreimal ausgetauscht werden. Die Schüler wurden gemäß ihrer Kommunikationsfähigkeit, die Vokabular, das fließende Sprechen (*fluency*) und Verstehen umfasste, auf einer Skala von 0 bis 3 eingestuft. Auf einer zweiten Skala von 0 bis 2 wurden die Schüler nach ihrer strategischen Kompetenz, worunter die Verwendung von nonverbalen und verbalen Strategien für die Bedeutungserschließung verstanden wird, bewertet. Eine weitere Skala von 0 bis 2 wurde für die Bewertung der soziolinguistischen Kompetenz, welche zum Beispiel die dem Kontext angemessene Anwendung der Anredepronomen beinhaltet, eingesetzt. Anhand des erreichten Gesamtergebnisses der Schüler aus den drei Skalen wurden sie mit einer Gesamtbewertung von 0 bis 3 versehen, wobei die Einstufung mit der Bewertung 3 einem muttersprachlichen Niveau entsprach.

Bei der Durchführung dieser Prüfungen wurden für alle drei Klassen unterschiedliche Bewerter eingesetzt, aber klassenintern wurden alle Schüler von demselben Bewerter getestet, der nicht die eigene Lehrperson war. Zusätzlich wurden die Schüler mittels eines Fragebogens, der mit der Abschlussprüfung ausgehändigt wurde, nach ihrer eigenen Einschätzung hinsichtlich der Hausaufgaben in der Spanischklasse gefragt (vgl. ebd.).

3.) *Was war das Ergebnis?*

Die Analysen der Tonträger bestätigten laut Watson, dass die traditionell unterrichtete Klasse verglichen mit den zwei TPRS-Klassen in Bezug auf den Unterrichtsstil sehr verschieden war. In den TPRS-Klassen stellte die Lehrperson in der analysierten Unterrichtszeit insgesamt 141 Fragen, während in der traditionell unterrichteten Klasse nur in den ersten zehn Minuten der Unterrichtsperiode Fragen gestellt wurden und diese die Anzahl von 18 Fragen nicht übertrafen.

Die TPRS-Klassen waren mit fast ausschließlichem Input in der Zielsprache (68 Prozent) lehrerzentriert, während dieser in der traditionell unterrichteten Klasse nur 29 Prozent ausmachte (vgl. ebd.).

Die beiden TPRS-Gruppen schnitten laut Watson sowohl bei der Abschlussprüfung als auch bei der mündlichen Prüfung fast gleich ab. Aus diesem Grund wurden ihre Ergebnisse für die statistische Analyse kombiniert (vgl. ebd., 23).

Bei dieser Untersuchung wurde der t-Test[31] zur Überprüfung der Unterschiede zwischen den Datensätzen verwendet. Die mit der traditionellen Methode unterrichteten Schüler erreichen im Endtest einen Mittelwert von 58,2, die mit TPRS unterrichteten einen Mittelwert von 63,9 (t (70)=4,06, p<0,01). Im mündlichen Test erreichten die mit TPRS unterrichteten Schüler einen Mittelwert von 1,84 und die traditionell unterrichteten einen von 1,26 (t (71)=4,21, p<0,01). Es zeigen sich demnach signifikante Unterschiede in den Ergebnissen zugunsten der TPRS-Gruppe (vgl. ebd., 23).

Anhand des ausgehändigten Fragebogens, in dem die Schüler mittels einer Klassifizierung angaben, wie viele Stunden sie nach eigener Einschätzung für ihre Spanischhausaufgaben verwendet hatten, war ersichtlich, dass beide Gruppen der Ansicht waren, hierfür circa eineinhalb Stunden pro Woche investiert zu haben (vgl. ebd.).

4.) *Wie interpretiert die Forscherin das Ergebnis?*

Die Ergebnisse zeigen, dass die TPRS-Schüler die traditionell unterrichteten Schüler in der Abschlussprüfung und in der mündlichen Überprüfung leistungsmäßig fast um eine Standardabweichung übertroffen haben (vgl. ebd.). Werde bedacht, dass weniger Schüler der TPRS-Klasse außerhalb des Unterrichts mit der spanischen Sprache in Berührung kamen als Schüler der traditionell unterrichteten Klasse, so lasse dies laut Watson die Schlussfolgerung zu, dass die Überlegenheit von TPRS sogar höher sei als die Studie anzeige (vgl. ebd.).

Laut Watson steht das Ergebnis der Studie im Einklang mit vorhergehenden Berichten über die Überlegenheit anderer auf Verstehen und Input basierender Lehrmethoden (vgl. Krashen 1982, 2003, zit. nach Watson 2009, 23).

5.) *Sind die Vorgehensweise und die Interpretation des Ergebnisses nachvollziehbar oder gibt es Mängel?*
  • *Kritik an der Vorgehensweise (Experiment)*

Alle Bewerter nahmen an Trainingslektionen zur Verwendung von Ergebnisrubriken teil und verwendeten dieselben Kriterien, aber jeder

---

31 Der t-Test ist der am häufigsten verwendete Test zur Überprüfung der Unterschiede zwischen zwei Datensätzen (vgl. Albert; Marx 2014, 146).

Schüler wurde nur von einem Bewerter beurteilt, was bedeutet, dass keine Inter-Bewerterzuverlässigkeit gegeben ist. Um eine Inter-Bewerterzuverlässigkeit zu gewährleisten, müssten mindestens zwei Bewerter unabhängig voneinander eine Prüfung bewerten und zu gleichen Ergebnissen gelangen.

Allerdings befolgte in der Abschlussprüfung, in der die Teilgebiete Hörverstehen, Wortschatz und Grammatik sowie Leseverstehen überprüft wurden, das Messinstrument sehr strenge Vorgaben und ließ somit wenig Spielraum zu. Dies bedeutet laut Ruth Albert und Nicole Marx, dass die Bewerterzuverlässigkeit tendenziell höher ist als bei Messverfahren, die subjektive Entscheidungen gewähren (vgl. Albert; Marx 2014, 29). Zudem ist es auch wichtig zu ermitteln, ob die Bewerter selbst die Ergebnisse konsistent bewerten oder zum Beispiel aufgrund von Müdigkeit ähnliche Texte unterschiedlich beurteilen. Dieses Verfahren nennt sich Intra-Bewerterzuverlässigkeit (vgl. ebd.). In den Aufzeichnungen zur Studie wird von Watson erwähnt, dass keine Intra-Bewerterzuverlässigkeit gegeben war, dass aber alle Bewerter an Schulungen zur Verwendung der Beurteilungskriterien teilnahmen und dieselben Beurteilungskriterien benutzten. Diese Kriterien sind aber nur in Bezug auf gewisse Fertigkeiten bekannt, weshalb nicht zur Gänze festgestellt werden kann, ob das Messverfahren das misst, was es zu messen vorgibt, oder ob Validität gegeben ist.

Auch gibt es keine Informationen zum gesamten Untersuchungsdesign, was bedeutet, dass die Testzuverlässigkeit und Validität nicht überprüft werden können. Darüber hinaus ist nicht bekannt, ob die beiden Untersuchungsgruppen denselben Unterrichtsstoff gelernt haben. In der Studie wird nur erwähnt, dass die TPRS-Klasse eine weitere Lektüre gelesen hat. Hätten die beiden Klassen nicht denselben Unterrichtsstoff gelernt, könnte kein Vergleich zwischen diesen Methoden gezogen werden.

Es ist auch nicht bekannt, ob die Lehrpersonen die erwarteten Ergebnisse der durchzuführenden Studie vor der Datenauswertung kannten. Wäre dies der Fall gewesen, hätte dies möglicherweise einen Einfluss auf das Ergebnis der Studie gehabt.

- *Kritik an der Durchführung*

Es wird angegeben, dass es keinen Grund zur Annahme eines Unterschieds in Motivation, Haltung und Überlegenheit zwischen den beiden Gruppen gebe, jedoch sind keine Informationen darüber vorhanden, ob die Versuchspersonen zuvor über den Zweck der Untersuchung informiert wurden, was das Ergebnis hätte beeinflussen können. Zudem ist es ungünstig, dass sich die Gruppen im Gebrauch des Spanischen außerhalb des Unterrichts recht stark unterschieden und die beiden TPRS-Klassen dieselbe Lehrperson hatten, die Kontrollgruppe aber eine andere. Dies stellt mögliche Störfaktoren dar, die die Ergebnisse der Studie verzerrt haben könnten. Zusätzlich fehlen wichtige Informationen zu den Probanden. So gibt es etwa keine Angabe zu deren Bildung oder genaue Aussagen zur sozialen Herkunft, lediglich, dass es sich bei allen Klassen um ein einkommensstarkes Schulgebiet handelte und die Probanden in ihrem ersten Jahr Spanisch lernten wird angeführt. Laut Albert und Marx sollten relevante biografische Daten von den Probanden erhoben werden, „um die Gefahren für die interne Gültigkeit zu reduzieren" (Albert, Marx 2014, 40f.).

Darüber hinaus ist die Hypothese sehr vage formuliert: Was unter kommunikativer Kompetenz zu verstehen ist, ist nicht klar definiert.

Fragwürdig ist auch, warum die Forscherin, die die kommunikative Kompetenz (*measures on communication*) und die Grammatikkenntnisse zu überprüfen beabsichtigte, dies anhand des Hör- und Leseverständnistests in der Abschlussprüfung durchführen wollte, da ein Hör- und Leseverständnistests nur die rezeptiven und die produktiven Fähigkeiten überprüft, nicht aber die interaktiven Fähigkeiten.

Zudem kann es riskant sein, das Leseverständnis anhand der Beurteilung der Wahrscheinlichkeit (*probability*) von Aussagen zu bewerten. Viele Wahrscheinlichkeitsaufgaben könnten in verschiedenen Kulturkreisen berechtigterweise zu unterschiedlichen Ergebnissen führen. Ginge es zum Beispiel darum, die Aussage *Die Trauerfamilie und ihre Angehörigen tragen bei der Trauerfeier die Farbe Schwarz* als richtig oder falsch zu bewerten, würden Personen aus einem europäisch-christlichen Kulturkontext diese Aussage bejahen, während beispielsweise Koreaner diese als falsch einstufen würden. Auch kann aufgrund der statistischen

Wahrscheinlichkeit die Hälfte der Fragen richtig gelöst werden, ohne dass diese verstanden worden wären.
Bei der mündlichen Prüfung wäre es besser, wenn die Versuchspersonen zwei Bilder bekämen und eines von diesen auswählen könnten. So hätte jeder Versuchsteilnehmende dieselbe Chance, das von ihm bevorzugte Bild zu beschreiben. Die Versuchspersonen könnten sonst vortäuschen, das Wort nicht erklären zu können, in der Hoffnung, ein anderes zu bekommen. Für das Evaluieren der mündlichen Kommunikationsfähigkeit ist es nicht sinnvoll, das Vokabular und die Grammatik, die Sprachfertigkeit und das Verständnis auf einer gemeinsamen Skala einzustufen, wie das bei der Abschlussprüfung gemacht wurde, da es sich um drei separate Bereiche handelt.

- *Kritik an den Schlussfolgerungen*

Wie schon bei der Kritik an der Durchführung der Studie angeführt, ist es ungünstig, dass sich die Gruppen im Gebrauch des Spanischen außerhalb des Unterrichts recht stark unterscheiden und dass die zwei TPRS-Klassen dieselbe Lehrperson hatten, die Kontrollgruppe aber eine andere. Dies stellt mögliche Störfaktoren dar, die die Ergebnisse der Studie verzerrt haben und so die Validität der Studie infrage stellen könnten. Es ist auch evident, dass wichtige Informationen zu den Probanden bereitgestellt werden müssen.

Laut Watson zeigten sich signifikante Unterschiede zugunsten der TPRS-Gruppe in der Abschlussprüfung und in der mündlichen Prüfung. Wenn man aber die von Watson aufgestellte Hypothese betrachtet, kann nicht beurteilt werden, ob diese als bestätigt oder widerlegt gilt, da die Abschlussprüfung zwei Fertigkeiten (das Hör-und Leseverständnis) und die Grammatikkenntnisse überprüft hat. Dies stellt drei verschiedene Bereiche dar, es liegt aber nur ein Gesamtergebnis für alle vor. Die einzelnen Ergebnisse müssten aus der Gesamtbewertung herausgenommen werden, um Einsicht in die einzelnen Resultate zu erlangen. Zudem kann die Verlässlichkeit der Untersuchung nicht beurteilt werden, da aufgrund der vorliegenden Daten nicht eingeschätzt werden kann, ob die Abschlussprüfung umfangreich genug war, um die getesteten Fertigkeiten evaluieren zu können. Ein Test ist laut Albert und Marx umso zuverlässiger, je länger er ist (vgl. Albert; Marx 2014, 104).

5.3 Jean Oliver (2012): *Investigating Storytelling Methods in a Beginning Level College Class*

Leitfaden für die Beurteilung empirischer Ergebnisse

1.) *Wie lautete die Fragestellung der forschenden Person? Was war ihr Material/ihr Gegenstand?*
   a. **Thema:** Untersuchung der TPRS-Methode in einer amerikanischen College-Klasse mit Anfängerniveau
   b. *Genaue Formulierung der Fragestellung/Hypothese:* Inwiefern ist die TPRS-Methode in einer Fremdsprachen-Einstiegsklasse an einem amerikanischen College anwendbar?

2.) *Wie ist der Forscher vorgegangen, um die Hypothese zu überprüfen (Methode)?*

Eine Abschlussprüfung, die vom Spanischkoordinator der Schule durchgeführt und am Ende des Schuljahres allen Fremdsprachenlernenden auf dem Anfängerniveau ausgehändigt wird, soll überprüfen, wie geeignet die TPRS-Methode in einer Fremdsprachenklasse mit Anfängerniveau ist. Getestet werden dabei das Leseverständnis, die Grammatik und die Schreibfertigkeit (vgl. Oliver 2012, 56).

In dieser informellen Studie wurden vier traditionell unterrichtete und auf Grammatik fokussierte Klassen mit zwei Klassen verglichen, in denen die TPRS-Methode eingesetzt wurde. Die Einteilung der Lehrpersonen in die Klassen erfolgte auf Grundlage der Selbsteinschätzung der Lehrenden, wobei sich drei Lehrpersonen als hauptsächlich traditionell/auf Grammatik fokussiert und eine Lehrperson als TPRS-Instruktorin identifizierten. Die TPRS-Klassen bestanden jeweils aus 22 Schülern, während die Schülerzahl der vier traditionell unterrichteten Klassen von 17 bis 24 variierte. In den traditionell unterrichteten Gruppen wurde mit einem vorgegebenen Textbuch gearbeitet. Die TPRS-Gruppen folgten demselben Kernvokabular und den Grammatikkonzepten des Textbuches. Nur wurde dieser Unterrichtsstoff anhand der TPRS-Methode vermittelt (vgl. ebd., 54ff.).

Die traditionelle, auf Grammatik basierende Abschlussprüfung bestand laut Oliver aus Leseverstehen, Schreib- und Grammatikaufgaben (vgl. ebd., 56). In der Abschlussprüfung sollten die Schüler ihre Fähigkeit demonstrieren, sich an Vokabeln zu erinnern, und nachweisen, inwiefern sie die Integration von grammatischen Konzepten in Lückenfüllaufgaben beherrschen. Zudem sollten sie in der Lage sein, Leseteile zu analysieren und vorgegebene Fragen zu beantworten und sich im schriftlichen Teil der Prüfung (*composition component*) fließend auszudrücken. Wie diese Aufgaben und Fragen im Detail aussehen, wurde von Oliver nicht näher ausgeführt. Die Hörverständnisfertigkeit und die mündliche Kommunikationsfertigkeit waren nicht Bestandteil der Abschlussprüfung. Alle Schüler auf dem Anfängerniveau absolvierten dieselbe Prüfung (vgl. ebd.).

3.) *Was war das Ergebnis?*
TPRS-Schüler übertrafen die traditionell und auf Grammatik fokussiert unterrichteten Schüler mit 85 zu 81,75 Prozent in den Endresultaten der Abschlussprüfung. Der Unterschied in den Endresultaten der Abschlussprüfung war zwischen den traditionellen, mit Grammatikfokus unterrichteten Gruppen und den TPRS-Gruppen mit einem t-Wert von $t=2,08$, $df=113$, $p=0,02$ statistisch signifikant (vgl. ebd.). Hier handelt es sich aber um einen sehr geringen Mittelwertunterschied zwischen den TPRS-Gruppen und den Kontrollgruppen (85 zu 81,75 Prozent).

4.) *Wie interpretiert der Forscher das Ergebnis?*
Insgesamt haben laut Oliver die TRPS-Studierenden in der Abschlussprüfung besser abgeschnitten als die traditionell und auf Grammatik fokussiert unterrichteten Schüler. Oliver zufolge verdeutlichen die Resultate in der Abschlussprüfung die Fähigkeit der TPRS-Schüler, Vokabeln in Spanisch zu lernen, zu behalten und zu produzieren und sogar in einer traditionellen, auf Grammatik basierenden Prüfung grammatikalisch korrekt zu schreiben. Er vertritt die Ansicht, dass die Resultate sogar noch besser gewesen wären, wenn Sprech- und Hörverständnisfähigkeiten, auf die in der TPRS-Methode ja besonderer Wert gelegt wird, geprüft worden wären (vgl. ebd.).

5.) *Sind die Vorgehensweise und die Interpretation des Ergebnisses nachvollziehbar oder gibt es Mängel?*
   • *Kritik an der Vorgehensweise*
   Lehrpersonen selbst einschätzen zu lassen, welche Art von Unterricht sie durchführen, und diese Selbsteinschätzung zur Grundlage für die

Teilnahme an einer Studie sowie für die Zuteilung zu einer Klasse zu machen, kann zur Folge haben, dass die Ergebnisse der Studie nicht verallgemeinerbar sind. Bei dieser experimentellen Studie hätten die Lehrpersonen in Bezug auf ihre unterschiedlichen individuellen Merkmale (Alter, Ausbildung, Anzahl der Unterrichtsjahre in der jeweiligen Unterrichtsmethode) vorher so zusammengestellt werden müssen, dass sie den Merkmalen einer traditionellen Lehrperson einerseits, einer TPRS-Lehrperson andererseits möglichst genau entsprechen, um die jeweilige Unterrichtsmethode besser abzubilden. Des Weiteren fehlen Informationen zum gesamten Untersuchungsdesign beziehungsweise zum Messverfahren, sodass keine Rückmeldung zur Validität gegeben werden kann. Auch fehlen wichtige Informationen bezüglich der Probanden, zum Beispiel zur sozialen Herkunft, zur Bildung und auch zu den Kriterien, nach denen diese ausgewählt wurden.

- *Kritik an der Durchführung*
Oliver führt an, wie die TPRS-Methode im Unterricht praktiziert wird und vermerkt, dass die traditionellen Lerngruppen einen grammatischen Lehransatz verfolgen und in diesen ein Kursbuch verwendet wird – wie der Unterricht genau aussieht, wird nicht ausgeführt. Von der TPRS-Klasse ist bekannt, dass dieselben Vokabeln und grammatischen Themen, wie sie im Kursbuch der traditionell unterrichteten Klassen zu finden sind, anhand der TPRS-Methode gelehrt wurden. Hinsichtlich der Abschlussprüfung werden über die abgefragten Bereiche und Aufgabenstellungen hinaus keine Angaben gemacht. Unbekannt bleibt, wie das genaue Design sowie der zeitliche Rahmen und der Umfang der Untersuchung aussahen.

- *Kritik an den Schlussfolgerungen*
Aufgrund der nicht vorhandenen detaillierten Informationen zum gesamten Untersuchungsdesign beziehungsweise zum Messverfahren (jenseits der genannten geprüften Fertigkeiten und den zu demonstrierenden Fähigkeiten im Rahmen der verschiedenen Aufgabenstellungen) kann nicht überprüft werden, ob die Inter- und Intra-Bewerterzuverlässigkeit sowie die Testzuverlässigkeit gegeben sind. Auch gibt es keine Angaben zu den Bewertern, die die Auswertung durchgeführt haben, beziehungsweise dazu, ob die Auswertung nach einem vorgeschriebenen Schema

erfolgte, was die Gefahr subjektiver Einflüsse verringern würde. Damit ein Test gültig ist, muss er neben den Gütekriterien der Objektivität und der Zuverlässigkeit auch tatsächlich genau das messen, was er zu messen beabsichtigt. Ein Leseverständnistest könnte gegebenenfalls nur das Weltwissen, das Vokabelwissen oder die Fähigkeit, richtige Schlussfolgerungen zu ziehen, abprüfen. Der attestierte Erfolg könnte demnach stark durch andere Faktoren bedingt sein (vgl. Albert; Marx 2014, 104f.). Die Validität kann also nicht bewertet werden. Darüber hinaus wird nicht darüber informiert, wie umfangreich der Test ist. Ist der Test beispielsweise zu kurz, hat dies Einfluss auf die Testzuverlässigkeit (vgl. Marx; Albert 2014, 104). Die Zusammensetzung der Versuchsgruppe ist ebenfalls unklar, so gibt es keine Informationen über die Wissensbasis der Probanden oder darüber, ob diese ungefähr gleich intelligent sind (dieser Punkt ist allerdings sehr schwierig nachzuprüfen). Die Gruppen müssen im Vorhinein so zusammengestellt werden, dass sie in unterschiedlichen individuellen Merkmalen wie beispielsweise hinsichtlich Alter, Geschlecht, Lernhintergrund und sozioökonomischem Status möglichst genau übereinstimmen. Die beschriebenen besseren Ergebnisse der TPRS-Gruppe könnten beispielsweise mit einer selektiven Zusammensetzung der Gruppen korrelieren. Zudem wären eventuelle Störfaktoren zu benennen.

Darüber hinaus liegen keine Informationen darüber vor, wie die Ergebnisse ausgewertet wurden. Außerdem kann die Objektivität der Untersuchung nicht nachgeprüft werden, da keine Informationen darüber vorhanden sind, ob die Ergebnisbewertung objektiv und nach einheitlichen Kriterien vonstattenging. Eine Bewertung seitens des eigenen Lehrers könnte die Bewertungsergebnisse zusätzlich beeinflussen (vgl. Albert; Marx 2014, 39).

> Results
>
> Traditional/grammar class final exam scores
> >   Class B1 scored 92% average (22 students)
> >   Class B2 scored 75% average (17 students)
> >   Class K1 scored 76% average (22 students)
> >   Class E1 scored 84% average (24 students)
> >   Average: 81.75%
>
> Modified TPRS class final exam scores
> >   Class T1 scored 84% average (22 students)
> >   Class T2 scored 86% average (22 students)
> >   Average: 85%
>
> Note: There were not median scores for all classes to compare.

(Vgl. Oliver 2012, 56)

Die Darstellung lässt vermuten, dass die Rohdaten nicht zugänglich waren, der t-Test also auch nicht mit den Rohdaten gerechnet wurde, denn sonst wäre es ja leicht möglich gewesen, die Mediane anzugeben. Es zeigt sich auch eine hohe Streuung bei den Werten der traditionell unterrichteten Gruppen, insofern ist die Aussagekraft dieser Daten eher als gering einzustufen.

5.4 Braunstein (2006): *Adult ESL Learners' Attitudes toward Movement (TPR) and Drama (TPR Storytelling) in the Classroom*

<u>Leitfaden für die Beurteilung empirischer Ergebnisse</u>

1.) *Wie lautete die Fragestellung der forschenden Person? Was war ihr Material/ihr Gegenstand?*
   a. **Thema:** Die Einstellung (*attitudes*) von erwachsenen ESL-Lernern zu Bewegung (TPR) und Drama (TPR Storytelling) im Unterricht
   b. *Genaue Formulierung der Fragestellung/Hypothese:* Wie beeinflussen die kinästhetischen Lehrmethoden *Total Physical Response* und *TPRS* die Einstellungen erwachsener lateinamerikanischer ESL-Lernender in ihrem Lernprozess der englischen Sprache?

Braunstein nimmt Bezug auf zwei Studien von Thomas R. Gault.[32] Die eine untersuchte die Einstellung erwachsener US-Amerikaner lateinamerikanischer Herkunft zum Erlernen der Fremdsprache Englisch. Gaults Resultate zeigen, dass hispanoamerikanische US-Bürger eine „traditionelle" Atmosphäre im Unterricht erwarten und eine Präferenz für den konventionellen Unterricht ausdrücken, in dem explizite grammatische Erklärungen geliefert, Fehler korrigiert und Informationen vom Lehrer an den Schüler übermittelt werden (vgl. Gault 2003, zit. nach Braunstein 2006, 8). Gaults zweite Studie untersuchte, welche Erwartungen dieser Bevölkerungsanteil an den Englischunterricht hat und was dieser als gutes Lehren im Fremdsprachenunterricht Englisch betrachtet. Auch diese Studie zeigt, dass dieser Bevölkerungsteil eine direkte, explizite, grammatikgesteuerte Unterrichtsstruktur bevorzugt (vgl. Gault 2004, zit. nach Braunstein 2006, 8). Braunstein ist der Ansicht, dass sich die Resultate ihrer Studie mit denen von Gault decken könnten, da die untersuchten Kulturkreise vergleichbar seien (vgl. Braunstein 2006, 9).

2.) *Wie ist die Forscherin vorgegangen, um die Hypothese zu überprüfen (Methode)?*
In dieser Studie waren die unabhängigen Variablen die zwei Methoden TPR und TPRS, die abhängige Variable betraf die Einstellungen der Lernenden zum Englischlernen, die anhand verschiedener Daten und mittels unterschiedlicher Instrumente erfasst wurde. Die Lernpräferenzen der Lernenden galten in der Studie als *moderator variable*, um zu verhindern, dass ihre Lernpräferenzen die Resultate stören.
Bei den Probanden handelte es sich um 15 Erwachsene, die Englisch als Zweitsprache an der Salinas Adult School lernten und auf einem Anfängerniveau eingestuft waren. Sie stammten alle aus Mexiko, teilten die Muttersprache Spanisch und waren im Alter von 19 bis 70 Jahren. Die Anzahl der Unterrichtsjahre im Fach Englisch reichte von zwei Monaten bis zwei Jahre. Die Schule verfügte über eine offene Immatrikulationspolitik, was einen ständigen Wechsel in der Anzahl der Lernenden zur

---

32 Vgl. Gault 2003: *Adult Immigrant Latinas' Attitudes towards ESL Classes. ITL – International Journal of Applied Linguistics 139, 101–128* und Gault 2004: *Adult Hispanic Immigrants' Assumptions regarding Good Teaching in ESL.*

Folge hatte. Die einzige Kontinuität bestand in der Gruppengröße, die stets von 12 bis 15 Personen reichte. Aus diesem Grund gab es während der gesamten Zeitspanne, in der die Studie stattfand, keine gleichbleibende Anzahl der Lernenden, was zur Folge hatte, dass nicht alle Lernenden an der gesamten Untersuchung teilnahmen (vgl. ebd.).

Bei der Forscherin handelt es sich um eine Spanischlehrerin, deren Primarschüler beim Einsatz der TPR und TPRS im Fremdsprachenunterricht eine positive Resonanz zeigten, was sie zum Anlass nahm zu erforschen, ob diese Erfahrungen sich auch bei erwachsenen Sprachenlernenden einstellen würden. Vor Beginn der Studie absolvierte Braunstein in der Forschungsklasse als Teilnehmerin wie auch als Unbeteiligte fünf Unterrichtsstunden mit den anschließend getesteten Probanden, um mit ihnen vertraut zu werden. Sie assistierte auch bei verschiedenen Aktivitäten und korrigierte schriftliche Arbeiten der Lernenden (vgl. ebd., 7ff.).

Die Durchführung der Studie war mit insgesamt fünf zur Verfügung stehenden Stunden auf zwei Tage aufgeteilt. Braunstein unterrichtete als Praktikantin in der TPPS-Klasse. In den ersten 15 Minuten des ersten Tages führte sie zunächst eine einleitende Untersuchung durch, um die Lernpräferenzen der Lernenden zu analysieren. Aufgrund des Anfängerniveaus der Klasse wurden die Befragungen in Spanisch durchgeführt. Diese Vorstudie wurde auch dazu verwendet, demografische Informationen über die Probanden zu ermitteln, wie zum Beispiel Name, Alter, Herkunftsland und die Anzahl der Jahre, die sie schon Englisch gelernt hatten. Gleichzeitig wurden sie zu ihren bevorzugten Aktivitäten beim Englischlernen befragt. Am selben Tag wurden eine Kombination der TPR- und TPRS-Übungen sowie Geschichten eingesetzt, mit dem Ziel, Vokabeln rund um die Körperteile zu lernen und zu üben.[33] Direkt nach dieser ersten Lektion wurde in den letzten 30 Minuten die erste Erhebung zur affektiven Reaktion durchgeführt. Am zweiten Tag der Studie wurde die Klasse mit der TPRS-Methode unterrichtet, wobei sich der Unterricht um eine Bildserie, die TPRS-Unterrichtsmaterialien

---

[33] Um welche Aktivitäten es sich hierbei explizit handelte, wird nur unvollständig in Braunsteins „Teacher Reflection Journal" angeführt.

entnommen wurde, zentrierte.[34] Am Ende der Lektion des zweiten Tages erfolgte erneut eine Erhebung zur affektiven Reaktion. In diesen zwei Befragungen notierten die Probanden, wie sie sich während der Lektion fühlten, indem sie die zutreffende(n) Emotion(en) einkreisen. Nach diesen zwei Unterrichtsstunden ließ Braunstein die Probanden einen Fragebogen mit einer Likertskala[35] zu ihrer Einstellung zu den erlebten Unterrichtsmethoden ausfüllen. Hier hatten die Probanden die Aufgabe, anhand von vorgegebenen Aussagen die Methoden und den Unterricht zu bewerten, indem sie entweder mit diesen Aussagen übereinstimmten oder diese ablehnten (vgl. ebd., 10).

Zusätzlich nahmen am zweiten Tag drei Beobachter, der Praktikumsausbilder, der Kooperationslehrer und ein Gruppenbeobachter, an der Studie teil.

Diese wurden von der Forscherin jeweils mit einem fokussierten, nach bestimmten Kriterien gegliederten Beobachtungsformular ausgestattet, das sich auf affektive Aspekte der Klasse bezog. Der dritte Beobachter dokumentierte zudem eine der zwei Unterrichtslektionen auf Video, was eine Echtzeitdokumentation der Klasse ermöglichte. Darüber hinaus schrieb Braunstein anschließend zu jeder Unterrichtslektion einen reflektierenden schriftlichen Bericht, in dem sie ihre Wahrnehmung zu den Reaktionen der Lernenden auf die Unterrichtsmethodik wiedergab (vgl. ebd., 9f.). Sie lieferte zuerst eine beobachtende Erzählung und zog anschließend persönliche Schlussfolgerungen.

Nach dem Absolvieren der Studie wurden zuerst die Daten der Lernpräferenzen betrachtet und die Häufigkeiten der Antworten von jeder Aktivität addiert. Die Aktivität, die die Probanden am häufigsten einkreisen, wurde verwendet, um zu zeigen, welche Aktivität von den

---

34 Im „Teacher Reflection Journal" wird nur in aller Kürze und in wenigen Details erwähnt, welche Aktivitäten durchgeführt und wie diese umgesetzt wurden.

35 „Die Likert-Skala dient im engeren Sinn dazu, die Einstellung einer befragten Person zu einem Thema zu erfassen. Die Likert-Skala ist nach dem amerikanischen Psychologen Rensis Likert benannt. Für einen Likert-Test werden mehrere wertende Aussagen formuliert, denen die Person mittels einer Skala zustimmt oder die sie ablehnt. Die Antwortskala bei einem Item des Likert-Typs besteht üblicherweise aus 5, 7 oder 11 Merkmalsausprägungen." (https://de.statista.com/statistik/lexikon/definition/82/likert_skala/, 13.6.2017)

Lernenden an erster Stelle stand. Nach dem gleichen Schema wurde beim Erfassen der affektiven Reaktionsbefragungen vorgegangen. Die Emotion, die am häufigsten ausgewählt wurde, wurde als Indikation dafür gesehen, wie sich die Mehrheit der Probanden während der Unterrichtsstunde gefühlt hatte.

Aus der Lernerbefragung zur Einstellung zu den erlebten Unterrichtsmethoden wurden existierende wiederkehrende Muster abgeleitet und erneut in einer Häufigkeitstabelle festgehalten. Aus den Beobachtungsberichten wurden die von den Beobachtern ausgewählten Prozentsätze, die ihre Einschätzung bezüglich des Engagements der Lernenden in der Klasse widerspiegelten, aufgezeichnet und in den qualitativen, offenen Fragen nach Schemata gesucht. Die Journaleinträge der Lehrperson wurden hinzugezogen, um deren Perspektive zu bestätigen. Nach Überprüfung aller Daten bewertete die Lehrperson, ob bezüglich affektiver Reaktionen dieser konkreten Gruppe von Lernenden Schlussfolgerungen gezogen werden könnten (vgl. ebd., 11).

3.) *Was war das Ergebnis?*

In der Befragung zu den Lernpräferenzen, in der Informationen zu den Aktivitäten gesammelt wurden, die die Lernenden beim Englischlernen bevorzugten, zählten das schriftliche Arbeiten und Grammatikübungen, gefolgt von der Lektüre, zu den am häufigsten gewählten Antwortmöglichkeiten, wobei die Lernenden mehr als nur eine Aktivität auswählen konnten. Das primäre Charakteristikum von TPR, die Bewegung, wurde nur fünf Mal ausgewählt. Das Zuhören beim Geschichtenerzählen, ein essenzielles Element des TPRS, wurde sogar nur zwei Mal und damit am seltensten markiert.

In der Erhebung zur affektiven Reaktion zu den Methoden, bei der die Probanden ebenfalls mehr als eine Antwortmöglichkeit auswählen konnten, war die am häufigsten gewählte Emotion das Interesse (zwölf Antworten). Mit neun Antworten war Enthusiasmus auf Platz zwei, gefolgt von Fröhlichkeit. Keiner der Lernenden fühlte sich nach der ersten TPR-Stunde nervös, verlegen oder dumm. Die Reaktionen der Lernenden am zweiten Tag stimmten mit jenen am ersten Tag überein.

Die Ergebnisse der Befragung zu den Einstellungen der Probanden zu den beiden Methoden TPR und TPRS zeigten, dass die Mehrheit der

Probanden mit den Aussagen im Fragebogen übereinstimmte. Das heißt, die Mehrheit der Probanden (neun von zehn Versuchspersonen, außer einmal acht von zehn) glaubte, dass ihnen der Unterricht mit diesen zwei Methoden helfe, ihr Hörverstehen zu verbessern, Nomen und Verben zu lernen und gab an, dass ihnen die Erfassung des Sinngehalts eines Verbs durch dessen Darstellung leichtfalle. Sie hatten das Gefühl, dass ihnen die szenische Darbietung der Geschichte von den Schauspielern für deren Verständnis behilflich gewesen sei. Bilder zu sehen und die Geschichte zu hören sowie die Geschichte nachzuspielen, bereitete ihnen zusätzlich großen Spaß (vgl. ebd., 10ff.).

Die Beobachtungsberichte der drei Beobachter am zweiten Tag sahen folgendermaßen aus: Zwei Beobachter waren sich darin einig, dass sich die Probanden zu einem Großteil der Unterrichtszeit freiwillig ihre Antworten, Fragen oder Kommentare kommunizierten. Der dritte Beobachter hingegen bestätigte dieses Verhalten nur für die Hälfte beziehungsweise drei Viertel der Zeit. In der zweiten Aussage, dass die Probanden viel gelacht und geschmunzelt hätten, stimmten dieselben zwei Beobachter zu 50 bis 75 Prozent überein. Der dritte Beobachter konstatierte dieses Benehmen nur zu 25 bis 50 Prozent. Alle drei Beobachter waren sich bei der dritten Frage, bei der es darum ging zu notieren, ob die Lernenden die meiste Zeit konzentriert bei der Arbeit gewesen seien, zu 75 bis 100 Prozent einig. In der vierten und letzten Aussage, in der es zu beurteilen galt, zu wie viel Prozent die Probanden Augenkontakt zur Lehrperson herstellten, wenn diese sprach, waren sich die selben zwei Beobachter zu 75 bis 100 Prozent einig. Der dritte Beobachter indessen konnte diese Verhaltensweise nur in einem Viertel der Unterrichtszeit erkennen.

Die Beobachter beschrieben ergänzend zu dem quantitativen Feedback auch die affektiven Eigenschaften der Klassen in den offenen Fragen. Laut Braunstein stimmte deren Meinung in den offenen Fragen im Allgemeinen mit dem Prozentsatz der Beantwortung der Fragen aus dem ersten Teil des Beobachtungsformulars überein. Insgesamt sprachen die Probanden äußerst positiv auf die TPR- und die TPRS-Methode an, auch wenn sie am ersten Tag vor der Durchführung im Fragebogen angegeben hatten, traditionelle Aktivitäten zu bevorzugen (vgl. ebd., 10ff.).

4.) *Wie interpretiert die Forscherin das Ergebnis?*
Obwohl laut Braunstein aus den Ergebnissen der einleitenden Befragung zu den Lernpräferenzen die Hypothese abgeleitet werden könnte, dass die Lernenden nicht positiv auf die TPR- und TPRS-Methode reagieren, erwiesen die Ergebnisse der Studie, dass die Lernenden überwältigend positive Einstellungen gegenüber diesen zwei Methoden zeigten (vgl. ebd., 7ff.). Der Wunsch der Probanden nach gewöhnlichen Klassenaktivitäten zu Beginn der Studie könnte laut der Forscherin in dem Bedürfnis der Lernenden nach einer streng kontrollierten Atmosphäre begründet sein. Die Präferenz der Probanden könnte ihre Ursache auch in deren Vertrautheit mit traditionell geführtem Unterricht im Rahmen bisheriger Schulerfahrung haben. Dies war laut Braunstein in ihrer Klasse der Fall. Die Lehrerin, die mit ihr zusammenarbeitete, lehrte normalerweise die Grammatik anhand von expliziten Übungen (vgl. ebd., 14f.).

Braunstein führt weiter an, dass es eine Diskrepanz zwischen der Bewertung des dritten Beobachters und denen der beiden anderen gab, wofür sie als mögliche Erklärung anführt, dass der dritte Beobachter gleichzeitig für die Videoaufnahmen verantwortlich gewesen war. Dies könnte seine Wahrnehmung der Ereignisse in der Klasse verzerrt haben (vgl. ebd., 14.). Des Weiteren erklärt Braunstein, dass die Resultate der Befragung zur affektiven Reaktion auf die TPR- und TPRS-Methoden die These von Jeff McQuillan und Lucy Tse stütze, wonach das Sprachenlernen durch assoziative Methoden wie das Geschichtenerzählen das natürliche Interesse aktiviere (vgl. McQuillan; Tse 1998, 18ff.).

Darüber hinaus stimmten alle Probanden in der Erhebung zur affektiven Reaktion mit vielen positiven Aussagen über das Lernen mit derartigen Aktivitäten überein. Die Videoaufnahmen und die Beobachtungsberichte zeigten darüber hinaus den Enthusiasmus, die Aufregung und die Interaktion der Lernenden bei diesen Methoden, was die Befunde zusätzlich stützt (vgl. Braunstein 2006, 15).

5.) *Sind die Vorgehensweise und die Interpretation des Ergebnisses nachvollziehbar oder gibt es Mängel?*
- *Kritik an der Vorgehensweise*

Während der zweitägigen Studie gab es keine konsistente Teilnehmerzahl, was dazu führte, dass Lernende an verschiedenen Teilen der Studie teilnahmen. Aufgrund dessen, dass nicht alle Probanden an allen Befragungen teilgenommen haben, kann nicht von einer Relation zwischen den Lernpräferenzen und der Reaktion auf die Methode ausgegangen werden. Nicht bekannt ist auch, wie viele Probanden an allen Teilbereichen der Studie teilnahmen beziehungsweise wie viele Lernende bei der Erhebung zur affektiven Reaktion mitmachten. Nur bei der Befragung mit der Likertskala ist bekannt, dass sich zehn Probanden beteiligten. Des Weiteren sind keine Informationen zur Bildung der Probanden vorhanden. Was die verschiedenen Auswahlmöglichkeiten bei der Befragung zu den Lernpräferenzen der Lernenden betrifft, können diese, wie Braunstein selbst feststellt, als eher „traditionell" und explizit betrachtet werden (vgl. ebd., 11), was Zweifel an der Objektivität der Befragung begünstigt.

- *Kritik an der Durchführung*
Die zwei Befragungen zu den affektiven Reaktionen auf die Methoden fanden jeweils am Ende der durchgeführten Methoden statt. Die Likertskala verfügte nur über vier Antwortmöglichkeiten und es gab auch nur sechs Fragen. Als weiterer Kritikpunkt lässt sich anführen, dass es bei vier Möglichkeiten keine „mittlere Kategorie" gibt, das heißt, dass die Befragten gezwungen waren, eine Antwort zu geben. Es könnte sein, dass sie eine Antwort auswählten, die sie bei einer größeren Auswahl an Möglichkeiten nicht gewählt hätten.

Wie Braunstein in ihrer Reflexion angab, wussten manche Probanden nicht, wonach in den offenen Fragen zu den Lernpräferenzen genau gefragt wurde. Die Folge war, dass diese Daten verworfen werden mussten. Deswegen wäre es sinnvoll, diese Fragen zu überarbeiten (vgl. ebd., 16). Grundsätzlich ist zu bemängeln, dass Braunstein keinerlei Auskunft darüber gibt, anhand welcher Kriterien die Reflexion des Berichts erfolgte. Ein anderer Kritikpunkt ist, dass Befragungen, die nur einmalig und direkt nach der Einführung der Methode durchgeführt werden, wenig Sinn machen, da der anfängliche Enthusiasmus in Bezug auf die Methode und die Lerneffekte das Ergebnis verfälschen können. Eine Studie über einen längeren Zeitraum ist daher zu empfehlen. Die Zuverlässigkeit des Testes ist aus diesem Grunde fraglich.

- *Kritik an den Schlussfolgerungen*
  Die Forscherin erwähnt in ihrer Studie, dass nicht immer die gleiche Anzahl an Lernenden während der Durchführung ihrer Studie anwesend war, führt aber außer bei der Erhebung der affektiven Reaktion mit der Likertskala die Anzahl der Studienteilnehmer nicht an.
  Aus diesem Grund können die Ergebnisse der anderen Teilbereiche der Studie nicht nachvollzogen werden, weil nicht bekannt ist, ob es sich um eine konstante Anzahl der Probanden handelt. Somit kann die Zuverlässigkeit der Studie nicht überprüft werden. Gäbe es eine Durchmischung der Gruppen, müsste ein zeitweise ausfallender Proband durch einen in möglichst allen relevanten Merkmalen übereinstimmenden Probanden ersetzt (Matching-Verfahren) oder, wenn dies nicht möglich ist, exkludiert werden, damit ein Vergleich gezogen werden kann, da sich Mittelwert und die Standardabweichung mit der Teilnehmerzahl verändern.
  Die Allgemeingültigkeit dieser Studie kann auch nicht gewährleistet werden, da die Versuchsgruppe, deren genaue Anzahl unbekannt ist, jedenfalls zu klein ist, um allgemeingültige Aussagen treffen zu können. Die aufgestellte Hypothese kann auch für diese Gruppe nicht als empirisch nachgewiesen gelten, da kein aussagekräftiger Vergleich gezogen werden kann, wenn die Gruppengröße unbeständig ist und zu viele unkontrollierbare Versuchsbedingungen, wie beispielsweise die Lehrer-Schüler-Beziehung oder die neue Methode, vorhanden sind.
  Es könnte aber auch der Halo-Effekt vorherrschen, den James Brown (1988) folgendermaßen erläutert: „The tendency among human beings [is] to respond positively to a person they like" (Brown 1988, 33). Die Haltung der Lernenden könnte auch von deren Wunsch beeinflusst werden, bei der Lehrperson einen guten Eindruck zu machen (vgl. Braunstein 2006, 16). Diese Hypothese scheint hier gar nicht so abwegig in Anbetracht der Tatsache, dass die Lernenden auf den Evaluationsformularen angaben, die Präsenz der Lehrperson im Unterricht genossen zu haben. Die Wahrscheinlichkeit, dass Probanden zu Beginn des Lernens nach einer neuen Methode allein aufgrund von deren Neuheit hoch motiviert und interessiert sind, kann hoch sein. Interessant wäre gewesen, wenn Braunstein länger mit dieser Methode unterrichtet hätte und auf diese Weise sichtbar geworden wäre, wie sich die Meinung der

Probanden bezüglich der Methode im Laufe der Zeit entwickelte. Aus diesem Grund ist zu empfehlen, eine Längsschnittuntersuchung und nach einer gewissen Zeit eine Parallelstudie durchzuführen.

Darüber hinaus ist es aus empirischer Sicht aufgrund der vorhandenen Daten nicht nachvollziehbar, dass die TPRS-Methode die Einstellung der erwachsenen lateinamerikanischen ESL-Lernenden zum Englischlernen positiv beeinflusst hat.

6. Stärken, Einschränkungen und Schwächen der TPRS-Methode

In diesem Kapitel wird der Frage nachgegangen, ob mit der TPRS-Methode eine kompetente Sprachfertigkeit erworben werden kann, die die Sprachkompetenz in den vier Grundfertigkeiten einschließt. Um dies zu erforschen, wurde eine große Auswahl relevanter Literatur auf Stärken und Schwächen der TPRS-Methode hin gesichtet und ausgewertet. Im Anschluss sollen auch die im vorigen Kapitel kritisch analysierten Studien von Watson (2009), Oliver (2012) und Braunstein (2006) im Hinblick auf die dort empirisch untersuchten Stärken und Schwächen der TPRS-Methode dargestellt werden.

Dieses Kapitel ist so aufgebaut, dass zunächst zentrale Positionen der einschlägigen Literatur wiedergegeben werden, bevor im Anschluss erläutert, wie sich TPRS zu diesen verhält.

6.1 Stärken der TPRS-Methode

6.1.1 Verständlicher und stetiger Input in der Zielsprache sowie ein niedriger affektiver Filter dank positiver, lernförderlicher Techniken fördern den Spracherwerb

TPRS vermittelt verständlichen Unterrichtsstoff anhand des Erzählens und Lesens von Geschichten. Schon Lydia White (1987) und Susanne E. Carroll (2001) haben auf die Wichtigkeit des Verstehens des Inputs beim Fremdsprachenerwerb hingewiesen:

> Although comprehension cannot guarantee acquisition, acquisition cannot happen if comprehension does not occur. Why? Because a good deal of comprehension is dependent upon learners making appropriate form-meaning connections during the act of comprehension (White 1987; Carroll 2001, zit. nach VanPatten; Williams 2006, 115).

Forschungen zum Zweitspracherwerb stützen den auf Krashens Hypothese vom verständlichem Input basierenden Ansatz von TPRS, weil sie gleichfalls zu dem Ergebnis kommen, dass ein Großteil des Spracherwerbs beiläufig stattfinde und verständlicher Input für den Spracherwerb notwendig ist, da die erfolgreiche Aufnahme des Inputs dessen Verstehen voraussetze (vgl. VanPatten; Williams 2006, 130f.). Zudem vertreten sowohl Ray und Seely als auch Sarah E. Cottrell die Ansicht, dass das Nichtverstehen zu Frustration führe und dies wiederum das Lernen blockiere (vgl. Cottrell 2014a). Auch VanPatten erklärt in seinem Input-Verarbeitungs-Modell, dass ein Teil des Lernproblems in der Verarbeitung des Inputs liege und unterstreicht die Wichtigkeit, dass Lernende die Bedeutung eines Satzes richtig interpretieren können: „In processing instruction, instruction actually seeks to intervene during input processing, thus altering learner's processing behaviours and leading to more grammatically rich intake" (VanPatten; Williams 2006, 132). Input muss also verständlich sein, damit er erfolgreich verarbeitet werden kann – genau das wird mithilfe verschiedener Schlüsselkonzepte sowie Grundtechniken und Praktiken[36] bei TPRS erreicht. Auch entspricht TPRS Sandra J. Savignons Schwerpunkt auf der Entwicklung von Strategien, die zur verinnerlichten Tätigkeit werden, da die Sprachstrukturen in den TPRS-Geschichten häufig wiederholt werden und auf den *Circling*-Fragen basieren (vgl. Savignon 1991, zit. nach Beal 2011, 82).

Wie bereits in Kapitel 2.3 ausgeführt, kann mit TPRS der affektive Filter gering gehalten werden, und zwar durch das Schaffen einer entspannten und angeregten Atmosphäre beim Erlernen der Sprache, den Fokus auf einer bedeutungsvollen Kommunikation statt auf der Form, die Begrenzung der zu lernenden Sprachstrukturen und die kontinuierliche Überprüfung des Verständnisses.

6.1.2 Bewusst begrenzter Input und häufige Wiederholungen tragen zu einem fließenden Sprechen und Verstehen sowie einem besseren Speichern und Verarbeiten der Informationen bei

Laut VanPatten können Zweit- oder Fremdsprachenlernende bei der augenblicklichen, unmittelbaren Prozessierung nicht die gleiche Menge an Information verarbeiten und speichern wie ein Muttersprachler. Darüber hinaus ist das Verstehen und Verarbeiten kognitiver Daten für Lernende anfangs ziemlich anstrengend (vgl. VanPatten; Williams 2006, 116). TPRS achtet darauf, dass die Lernenden nicht mit Stoff überflutet werden, vor allem

---

36 Siehe Kapitel 3.2.

nicht mit Wörtern und Sprachstrukturen, die nicht zum Grundwortschatz und den Sprachstrukturen von TPRS, den Frequenzwörtern, gehören. Auch die häufigen Wiederholungen der bewusst begrenzten Wörter und Sprachstrukturen helfen, Informationen besser zu verarbeiten und in Erinnerung zu behalten, wodurch das fließende Sprechen und Verstehen einer Sprache gefördert wird. Funk nimmt als optimalen Umfang zehn bis 15 neue Wörter an, die in einer Unterrichtssequenz vermittelt werden sollen, damit eine ausgewogene Verteilung der Vokabeln angestrebt werden kann (vgl. Funk 1994, 58). Bei TPRS werden circa drei Sprachversatzstücke, auch *Chunks* genannt, unterrichtet. Ein deutliches und langsames Sprechtempo, vor allem auf dem Anfängerniveau, soll zusätzlich für ein besseres Verstehen und Verarbeiten der neuen Strukturen sorgen.

6.1.3 Positive Auswirkungen von TPRS-Geschichten und Geschichten im Allgemeinen auf das Trainieren der Sprachkompetenz

Obwohl das Geschichtenerzählen das Herzstück von TPSR darstellt, finden sich in der Literatur nur einige wenige Artikel, die die Verwendung von Geschichten bei TPRS diskutieren. Deshalb sollen an dieser Stelle auch die Vorteile von Geschichten im Allgemeinen dargelegt werden.

McQuillan und Tse teilen die Meinung, dass der Einsatz von Erzählungen gewinnbringend ist, weil Menschen ein natürliches Interesse an und einen vertrauten Umgang mit Geschichten haben: „Individuals' natural interest and familiarity with narratives, then, make storytelling a powerful vehicle for supplying target language input and capturing student interest" (McQuillan; Tse 1998, 19).

Auch Gina P. Cantoni ist der Meinung, dass Geschichten im Rahmen von TPRS den Lernenden helfen, indem sie verständlichen Input vermitteln und den affektiven Filter herabsetzen (vgl. Cantoni 1999, 55). Annie M. Paul erklärt das Potenzial von Geschichten damit, dass diese helfen, Aufmerksamkeit zu generieren und Informationen im Gedächtnis zu verankern:

> When planning your presentation, think about how to capture your ideas in a narrative. And remember, good stories usually have strong characters, a conflict

– the main character can't get what he wants – and complications on the way to overcoming that conflict. Come to think of it, a lot like the stories of the Holy Grail and Moby Dick (Paul 2012).

Genau diesem Schema folgt die Handlung einer jeden TPRS-Geschichte: Es gibt immer eine Figur, die ein Problem bewältigen muss und dies schließlich auch erfolgreich tut (vgl. Ray; Seely 2012, 41), also einen zentralen Helden, eine kausale Ereignisfolge und eine vertraute Handlungsstruktur (Konflikt und Bewältigung).

Auch Priscilla Hayden-Roy führt als Vorteil solch standardisierter Erzählmuster an, dass Geschichten, die klar und vertraut sind, beim Erinnern und Nacherzählen helfen. Die Stärken des Einsatzes von Geschichten lägen auch in der besseren Beherrschung der Syntax und der Vokabeln, dem impliziten Lernen unbekannter Strukturen sowie im Erlangen der Fähigkeit, eine gegebene Kultur anhand des kommunizierten Inhalts zu verstehen und an dieser teilzunehmen (vgl. Hayden-Roy 2004, zit. nach Beal 2011, 28).

Laut Helena I. Curtain und Carol Ann A. Dahlberg ist das Geschichtenerzählen vor allem am Anfang des interpretativen Sprachenlernens wertvoll, da Geschichten vertraut und vorhersehbar sind und dadurch die Verinnerlichung der Sprachstrukturen vereinfachen. Darüber hinaus eignen sie sich für die Dramatisierung, die pantomimische Darstellung und das Verwenden von Bildmaterial, um die Handlung zu veranschaulichen (vgl. Curtain; Dahlberg 2004, zit. nach Beal 2011, 27f.).

Diese Ansicht vertritt auch Marshall. Ihrer Auffassung seien die Lernenden, indem sie selber aktiv an den Geschichten teilnehmen und neue Erzählungen sowohl lesen als auch schreiben, schließlich in der Lage, abstraktes Vokabular und grammatische Strukturen narrativ zu verinnerlichen. TPRS involviert die Lernenden in interaktiv entwickelten Geschichten, was sie befähigt, den Wortschatz, den sie anhand der TPR-Methode gelernt haben, in unterschiedlichen Kontexten anzuwenden (vgl. Marshall 2007, 4). Ferner ermöglichen es laut Ray und Seely vor allem die bizarren, personalisierten und übertriebenen Details in den Geschichten, deren Handlung im Gedächtnis zu bewahren und die Sprache auf unterhaltsame Weise zu erlernen. In diesem Prozess würden die Lernenden zudem „ein Gefühl dafür entwickeln, was richtig klingt" (Ray; Seely 2012, 279), also dazu befähigt, sich in der Zielsprache fließend und grammatikalisch richtig auszudrücken.

In diesem Zusammenhang führt Cottrell an, dass es bei TPRS durch das Geschichtenerzählen sehr leicht möglich sei, in der Zielsprache zu bleiben, da fortwährend verständlicher Input geliefert werde. Außerdem geht sie davon aus, dass die Aufmerksamkeit und das Engagement der Lernenden durch ihre Einbeziehung in die Geschichten als Stars und Helden stark zunehme (vgl. Cottrell 2014a). Ray und Seely sind überzeugt, dass die Lernenden vermehrt am Unterricht interessiert sind, wenn die Geschichten von deren Lebenswelt handeln (vgl. Ray; Seely 2012, 280). Albert et al. sind der Meinung, dass Emotionen bei der Informationsverarbeitung eine wichtige Rolle spielen und positive Emotionen einen leichteren Lernzugang mit sich bringen (vgl. Albert et al. 2015, 71). Sprachliche Sequenzen könnten auf diese Weise im Gehirn effektiver verbunden werden und diese Verbindung stärken (vgl. Dauvillier; Lévy-Hillerich 2004, zit. nach Albert et al. 2015, 71). Auf diese Effekte setzt TPRS, indem es durch lustige Plots und dramaturgische Darstellungen Emotionen hervorzurufen sucht. Ray und Seely vertreten zudem die Ansicht, dass der Unterricht durch alberne und übertriebene Anekdoten aufgelockert, die Verankerung des Gelernten im Langzeitgedächtnis gefördert und eine positive Haltung gegenüber der neuen Sprache begünstigt werde. Darüber hinaus mache das Geschichtenerzählen den Lernenden Spaß und würde ihr Interesse wecken (vgl. Ray; Seely 2012, 279). Auch Ayan ist der Meinung, dass sich die Wahrscheinlichkeit vergrößert, dass Sprachliches (Vokabeln, grammatische Strukturen) im Gedächtnis verankert wird, wenn der Wissenserwerb mit positiven Gefühlen verbunden sei und das neu erworbene Wissen in verschiedenen Situationen abgefragt werde (vgl. Ayan 2013, 32).

Contee Seely und Elizabeth Romijn sind davon überzeugt, dass das Geschichtenerzählen bei TPRS, zusammen mit TPR, die Lernenden ermutige, ihre Fantasie und Kreativität zu nutzen, und sie dadurch die Fähigkeit entwickelten, frei zu sprechen. Sie würden angeregt, einen Großteil der Verantwortung für das Lernen selbst zu tragen; zusätzlich werde das Vertrauen in ihre Sprechfertigkeit verbessert (vgl. Seely; Romijn 2006, 84).

6.1.4 Hören einer Sprache als Schlüssel zur Sprachkompetenz

Paul Sulzberger untermauerte mit seiner Arbeit *The importance of extensive aural exposure to a language* (vgl. Sulzberger 2009, zit. nach Beal 2011, 8), dass phonetische Eigenheiten einer Sprache der Schlüssel zur Sprachkompetenz seien und folglich das erste Ziel des Fremdsprachenlernenden sei, sich bei der Verwendung von Sprachmustern und Klangbildern der Zielsprache sicher zu fühlen (vgl. Beal 20011, 8).

Bei TPRS wird ein Großteil des Inputs durch das Erzählen einer Geschichte und das gemeinsame Gespräch über die Geschichte vermittelt. Dadurch, dass die Lernenden die gelehrten Strukturen immer wieder in häufiger Wiederholung hören, werden sie mit den Sprachmustern und Klangbildern der Zielsprache vertraut.

Das Hörverstehen und Sprechen wird bei TPRS kombiniert und macht einen großen Teil der Unterrichtszeit aus. Die Lernenden sind darüber hinaus fortlaufend im Sprechen, Darstellen und Schreiben engagiert. Dies entspricht laut Sandra Kroemer und Hans-Jürgen Hantschel idealen Lernbedingungen, die dadurch charakterisiert seien, dass häufig und zahlreich in der Zielsprache gesprochen und eigenhändig etwas getan werde (vgl. Kroemer; Hantschel 2013, 13).

6.1.5 Rückmeldung zum Lernfortschritt und Förderung kooperativen Lernens

Steven W. Carruthers zufolge verfügen Erwachsene über das starke Bedürfnis, ihren Lernerfolg fortlaufend zu überprüfen. Diesem Bedürfnis kommt TPRS entgegen, weil stets sofortiges Feedback gegeben wird, beispielsweise indem fortwährend Verständnischecks durch *Circling*-Fragen oder auch beim Lesen gemacht werden. Ferner wünschten sich erwachsene Lernende laut Carruthers eine kooperative, respektvolle und vertraute Atmosphäre, die auf Gegenseitigkeit beruhe (vgl. Carruthers 2010, 7). TPRS kann diesen Ansprüchen insofern gerecht werden, als dass neue Sprachstrukturen und Geschichten kooperativ gelernt, die Lesefertigkeit anhand von Lektüren gemeinsam geübt und globale Themen im Plenum diskutiert werden. TPRS schließt eine Sequenz in Schritt 2 (Geschichten erzählen) ein, in der verschiedene Akteure die gemeinsam erarbeitete Geschichte darstellen. TPRS schafft ein respektvolles Miteinander in dem Sinne, dass anders als bei TPR niemand gezwungen wird, etwas zu demonstrieren oder einzeln zu sprechen. Es werden Freiwillige ausgesucht, die die Rolle als Schauspieler übernehmen wollen. Dennoch wird erwartet, dass die Lernenden in der

Gruppe eine Antwort auf eine gestellte Frage beim gemeinsamen Erarbeiten der Geschichte liefern. Die Verwendung von ungewohnten und humorvollen Details, das freie Spiel der Schauspieler sowie die Gruppenantworten tragen zu einer positiven, informellen Atmosphäre bei. Somit kommt TPRS auch Ramiro Gracias Forderung nach: „Collective participation should be encouraged from the beginning" (Garcia 1988, 4, zit. nach Carruthers 2010, 8).

6.1.6 Anwendung „gehirnfreundlicher" Techniken und Aktivitäten unter Beachtung verschiedener Lernstile

TPRS kann mit der *Trace Theorie* der Gedächtnispsychologie verknüpft werden, die besagt, dass durch die häufige und intensive Herstellung einer Gedächtnisverbindung die Gedächtnisassoziation kontinuierlich stärker wird und dadurch die Wahrscheinlichkeit steigt, sich zu erinnern (vgl. Kantona 1940, zit. nach Richards; Rodgers 2014, 277).

TPRS erfüllt die Bedürfnisse verschiedener Lernstile, weil es sich um eine multisensorische Methode handelt. Szenische Darstellungen und Gesten befriedigen die Bedürfnisse von kinästhetisch Lernenden; der in Kontexte eingebundene verständliche Input diejenigen der auditiv und visuell Lernenden und visuelle Bilder in Form von Schauspiel, Realia und Illustrationen die der visuell Lernenden. Auf diese Weise entwickeln die Lernenden laut Gaab ein Gespür für die Sprache (vgl. Gaab 2006, 37f.). Somit teilt sie die Ansicht von Ray und Seely, dass die Lernenden durch den Prozess des Geschichtenerzählens ein Gespür dafür bekommen, was sich grammatikalisch und lexikalisch richtig anhört (vgl. Ray; Seely 2012, 297).

TPRS wird unter Berücksichtigung mehrerer Sinneskanäle gelernt, da sowohl das Hören, Sprechen, Darstellen, Lesen und Schreiben beim Erarbeiten, Wiederholen und Festigen des Wortschatzes eingebunden werden. Der passive Wortschatz geht durch die vielen Wiederholungen und dank der verschiedenen, mehrgleisigen Übungen in den aktiven Wortschatz über. Durch die verschiedenen Unterrichtsmethoden in den drei Schritten von TPRS werden mehrere Sinne angesprochen. Wie bereits dargelegt, berücksichtigt TPRS zudem Medinas gedächtnispsychologische Prämissen für erfolgreiches Lernen und ist auf drei seiner Gedächtnisregeln aufgebaut.

6.1.7 Zusammenhängendes Üben des Leseverstehens, Hörverstehens, Sprechens und des Schreibens

Dietmar Rösler ist davon überzeugt, dass im Unterricht die vier Grundfertigkeiten Leseverstehen, Hörverstehen, Sprechen und Schreiben sowohl miteinander verbunden werden sollen, weil die Lernenden im Alltag diese Fertigkeiten häufig kombinieren, wenn sie etwas erfahren oder kommunizieren möchten, als auch isoliert geübt werden müssen, damit erprobt werden kann, dass nicht jedes unbekannte Wort im Text nachgeschlagen werden muss, um den Inhalt als Ganzes zu erfassen (vgl. Rösler 2012, 128). In diesem Zusammenhang kann als Pluspunkt von TPRS bewertet werden, dass die drei sprachlichen Fertigkeiten Leseverstehen, Hörverstehen und die Sprechfertigkeit bei TPRS ausgewogen und kombiniert geübt werden, beispielsweise indem Gehörtes verstanden und daraufhin spontan sprachlich interagiert werden muss. Die Grundfertigkeit Schreiben kommt jedoch zu kurz, da die zeitlich begrenzten Schreibaufgaben und Essays nur einen kleinen Teil des Unterrichts ausmachen.

Auch laut Monika Möller-Frorath soll der Wortschatz prinzipiell im Kontext gelernt und mit schon Bekanntem verknüpft werden, da Wörter im Gehirn komplex und vielseitig gespeichert und nur behalten werden, wenn sie kreativ vernetzt und somit stets neue Pfade im mentalen Lexikon geschaffen werden. Der Wortschatz solle zudem regelmäßig gefestigt werden, damit er langfristig behalten werde (vgl. Möller-Frorath 2013, 68f.). Themen, die in Geschichten oder Lesestücken vorkommen, werden weniger als Einheit behandelt. Vielmehr werden sogenannte *Chunks* oder einzelne Wörter, die vor allem aus einem Frequenzwörterbuch stammen, fortwährend und zahlreich mithilfe der *Circling*-Technik wiederholt, geübt und gefestigt. Zudem wird der Wortschatz anhand verschiedener Fertigkeiten eingeübt, indem er gehört, gesprochen, gelesen, selbst geschrieben und nachgespielt wird. Laut Möller-Frorath ist das differenzierte und variierte Einüben eines Wortschatzes wichtig, da er, wenn er immer auf die gleiche Weise wiederholt werde, irgendwann überschrieben und von neuem Wortschatz überlagert werde (vgl. ebd., 68).

6.1.8 Lesen als zentrale Komponente des Sprachenlernens

Bei der TPRS-Methode stellt das Lesen eine zentrale Komponente dar. So betonen Ray und Seely die Wichtigkeit des Lesens: „[...] there is gradual general improvement in correctness of both speech and writing [...] [as well as] the breadth of material they comprehend aurally expands gradually but massively in the long run" (Ray; Seely 2012, 191f.). Allerdings führen die Autoren keine empirischen Belege für diese Aussage an. Auch Krashen, auf den sich Ray und Seely wiederholt beziehen, unterstreicht die Bedeutung des Lesens als zentrale Komponente des Fremdsprachenlernens:

> Studies showing that reading enhances literacy development lead to what should be an uncontroversial conclusion: Reading is good for you. The research, however, supports a stronger conclusion: Reading is the only way we become good readers, develop good writing style, and adequate vocabulary, advanced grammatical competence, and the only way we become good spellers (Krashen 2004, 37).

Laut Rösler unterstützt das Lesen den Lernprozess, indem neuer Wortschatz eingeführt, bestimmte grammatische Phänomene und Formaspekte veranschaulicht und das Entnehmen von Informationen für einen bestimmten Zweck ermöglicht werde (vgl. Rösler 2012, 128). Ray und Seely sprechen vom Nutzen des Lesens in Bezug auf den Vokabelerwerb, den Erwerb von grammatischen Strukturen, der Morphologie und Idiomen (vgl. Ray; Seely 2012, 191f.). Für Swantje Ehlers ist das Lesen ein äußerst umfassender Prozess, der sich aus mehreren abgestuften Teilkompetenzen zusammenfügt und sich von primären Wahrnehmungsverfahren über Worterkennung bis zu komplexeren Denkfertigkeiten erstreckt. Die Teilkompetenzen bestehen aus der visuellen Analyse, der Worterkennung und dem Erfassen von Wortbedeutungen, der phonologischen Rekodierung, der Satzanalyse, der Textanalyse und der semantischen Analyse. Ein weiterer wesentlicher Aspekt für das Leseverstehen ist die Erkennung von satzübergreifenden Verbindungen (vgl. Ehlers 2003, 287ff.).

6.1.9 Bewusstmachung des aktiven und passiven, aber nur in geringem Maße des potenziellen Wortschatzes

Hermann Funk und Bernd-Dietrich Müller plädieren dafür, dass den Lernenden die Unterteilung in aktiven und passiven Wortschatz verdeutlicht werde, um beurteilen zu können, was als Erweiterung des Wortschatzes gilt und welche Wörter beherrscht werden müssen (vgl. Funk 1994, 56; Müller 1994, 61). Zusätzlich solle laut Hans Barkowski und Hans-Jürgen Krumm der potenzielle Wortschatz unterschieden werden, da er das Wissen über die Erschließungs- und Wortbildungsregeln umfasst, das für die eigenständige Ermittlung von unbekanntem Wortschatz wichtig ist (vgl. Barkowski; Krumm 2010, 360). Bei TPRS werden der aktive, passive und der potenzielle Wortschatz insofern bewusst gemacht, als dass die gelernten Sprachstrukturen als aktiver Wortschatz angesehen werden. Ray fasst die sich auf einige hundert belaufenden häufig gebrauchten Wörter einer Zielsprache als *fluency circle* zusammen. Darüber hinaus gehende Wörter und Sprachstrukturen werden zwar verwendet und übersetzt, nicht aber weiter geübt. Sie gehören zum passiven Wortschatz und werden dem „reading circle" zugerechnet (vgl. Ray; Seely 2012, 18). Allerdings wird bei der TPRS-Methode nicht explizit auf die Erschließungs- und Wortbildungsregeln eingegangen. Vielmehr setzen sich Ray und Seely die Aneignung des Wortschatzes auf natürliche Weise im Kontext, ohne ausführliche, ausdrückliche Erklärungen zum Ziel.

6.2 Einschränkungen und Schwächen der TPRS-Methode

In diesem Unterkapitel wird sich den Einschränkungen und Schwächen der TPRS-Methode gewidmet. Es folgt dem gleichen Argumentationsaufbau wie das vorangegangene Unterkapitel *Stärken der TPRS-Methode*. Auch hier werden zahlreiche Aussagen zu und Beurteilungen von TPRS-Praktizierenden dargestellt und kommentiert.

Schon Krashen bemerkte hinsichtlich der ursprünglichen Methode TPR, dass sie nicht allein verwendet werden sollte, da sie keine vollständige Unterrichtsmethode sei: „TPR is not a complete method. It cannot do the entire job of language teaching, nor was it designed to do this" (Krashen 1998, zit. nach Ray; Seely 2012, 3). Asher empfiehlt TPR-Praktizierenden, die Methode als nützliches Set an Techniken zu verwenden, das kompatibel mit anderen Lehransätzen sei (vgl. Richards; Rodgers 2014, 286).

Diese Empfehlung, hilfreiche Schlüsselkonzepte, Grundtechniken und Praktiken der TPRS-Methode zu nutzen und diese mit anderen Techniken und Praktiken zu ergänzen, könnte auch bei TPRS Berücksichtigung finden.

So betont beispielsweise Michele Whaley, dass TPRS nicht für jeden und jede Situation funktioniere:

> I'm realizing that different parts of CI (comprehensible input) work in different situations, for different purposes, and with different sets of kids. I was trying to force Movie Talk and TPR and Scaffolding Literacy and TPRS stories and Embedded Reading into every lesson. The down side to pure TPRS is that it can't work for everything, with every kid in every situation (Whaley 2014, zit. nach Cottrell 2014b).

6.2.1 Kritik an TPRS als unkonventionelle Methode

Carol Gaab drückt ihre Zweifel an der Entwicklung der Methode aus:

> The original TPRS invented by Blaine Ray of Bakersfield, CA, although successful, was a complete accident, and by change was based on effective techniques, much like Post-it notes and penicillin. Nevertheless, throughout the last decade, TPRS collaborators have tested established strategies and techniques that will lead to proficiency in the target language (Gaab 2006, 36).

Diese anfänglichen Bedenken in Bezug auf die Effektivität der Methode wurden durch die stetige Verfeinerung des Konzepts und die Verbesserung der Techniken und Strategien durch TPRS-Praktizierende ausgeräumt (vgl. Gaab 2006, 36). Diese Optimierungen wurden auf der Grundlage persönlicher Erfahrungen von TPRS-Befürwortern und -Praktizierenden, jahrelangen Planungen, von Studien und Experimenten im Klassenzimmer vollzogen.

Slavic konstatiert, dass die Verbreitung und Weiterentwicklung von TPRS zunehme und Änderungen in einem so schnellen Tempo erfolgten, dass die Methode für viele Lehrpersonen äußerst unübersichtlich und verwirrend geworden sei. TPRS sei möglicherweise eine der am meisten missverstandenen Pädagogiken im Spracherwerb, wofür seiner Meinung nach die vielen kursierenden willkürlichen Informationen zur Methode ein Indiz seien (vgl. Slavic 2013).

6.2.2 Mitunter übermäßiger Rückgriff auf die Muttersprache oder starke Referenzsprache von TPRS-Praktizierenden

In der TPRS-Methode wird zu bestimmten Zeiten das Element *Rückgriff auf die Muttersprache* (oder eine sehr bekannte Sprache) eingesetzt. Dabei ist es das Ziel, die Zugänglichkeit in einigen Bereichen einfacher zu gestalten, sei es beim Einführen von neuem Wortschatz, bei grammatischen Erläuterungen oder in Kontrollsituationen, in denen die Lernenden ihr Verstehen beispielsweise in einer Leselektüre demonstrieren sollen.

Der Rückgriff auf die Mutter- oder Referenzsprache wird auch bei Übertragungsmöglichkeiten im schriftlichen Bereich verwendet oder um Interferenzen oder fremde Laute zu erklären. Das Hilfsmittel Mutter-/Referenzsprache wird also eingesetzt, um bestimmte Phänomene in der und über die Fremdsprache zu vermitteln. Der Rückgriff auf eine bekannte Sprache dient neben der Übersetzung vor allem als Vehikel für Bewusstmachungsprozesse.

Viele Pädagogen sehen laut Gaab bei TPRS die Gefahr, dass der Rückgriff auf die gemeinsame Mutter-/Referenzsprache der Lernenden für Erklärungen in der Zielsprache übermäßig gebraucht und zum Teil missbraucht werde. Dennoch stimmen viele Fachleute darin überein, dass die gemeinsame Sprache bei vernünftiger Verwendung einen positiven Beitrag zum Sprachenlernen leisten könne (vgl. Carless 2001; Schweers 1999; Tang 2002, zit. nach Gaab 2011, 6). Aufgrund dessen, dass es keine konkrete Definition von „vernünftig" gibt, bleiben viele Pädagogen mit dem Eindruck zurück, dass TPRS-Lehrpersonen sich zu oft auf die gemeinsame Referenzsprache berufen und TPRS eine auf Übersetzung basierende Methode sei. Wenn die Referenzsprache effektiv im Unterricht eingesetzt werde, finde der Rückgriff auf diese Gaab zufolge jedoch nur selten statt (vgl. Gaab 2011, 6).

Manche Fachleute vertreten die Auffassung, dass nicht auf eine Referenzsprache zurückgegriffen werden solle, um eine Bedeutung zu erklären. Auch Cottrell ist der Meinung, dass nicht jede Sprachstruktur übersetzt werden sollte:

> You're supposed to translate your target features for your students into English, always, immediately. But this doesn't mesh with the way research has theorized vocabulary is arranged in our brains. If researchers are right and vocabulary is more entrenched in the right kind of memory when it's tied to the *concept* instead of the *English word* – If researchers are right and a certain amount of difficulty actually creates stronger, longer memories – Then, *why* are we using so much translation in the classroom? (Cottrell 2014b).

Tracy Halls Studien zeigen allerdings das Gegenteil: [...] studies show that the initial form-to-meaning link consists of the new L2 word from being attached to a representation of the corresponding L1 word that already exists in long-term memory (Hall 2002, zit. nach Gaab 2011, 6).[37] Daraus folgt laut David A. Sousa, dass die Übersetzung in die Muttersprache ein natürliches Mittel ist, um diesen gedanklichen Abgleich zu erreichen (vgl. Sousa 2011, zit. nach Gaab 2011, 6).

6.2.3 Mitunter Vernachlässigung des aktiven Outputs

TPRS wird oft dafür kritisiert, dass wenig Output von den Lernenden, vor allem zu Beginn des ersten Lernjahres, verlangt wird – das heißt, sie werden nicht gezwungen, Sprache zu produzieren, bis sie dazu selber bereit sind: „We don't force students to produce language. We [...] know that repetition is the key and that students will be able to speak when they have received enough required input" (Ray; Seely 2012, 22). Dennoch motivieren, ermutigen und inspirieren viele TRPS-Lehrpersonen ihre Lernenden zum Sprechen. Die Lernenden werden aber nicht unter Druck gesetzt, da forcierte Sprachproduktion laut Ray und Seely Stress verursacht, für das Sprachenlernen nicht förderlich und unnatürlich ist (vgl. Gaab 2014a). Gaab hebt vielmehr die Wichtigkeit der Interaktion in der Zielsprache hervor: „Although OUTput does not lead to language acquisition, INTERACTION in the Target Language does!" (Gaab 2014a).

Mit der ausgiebigen Vermittlung von verständlichem Unterrichtsstoff folgt TPRS Krashens Theorie des natürlichen Spracherwerbs. Linguistische Kompetenz resultiert aber nicht nur aus Input, sondern auch aus bedeutungsvollem Output. Daher sollte darauf geachtet werden, dass dieser nicht zu kurz kommt. Laut Merrill Swain ist Input alleine für die sprachliche Entwicklung unzureichend, vielmehr müsse die Möglichkeit der Produktion von Output geboten werden, indem die Sprache gesprochen wird, um eine höhere Sprachkompetenz zu erreichen, vor allem im Bereich der grammatikalischen Richtigkeit und der soziolinguistischen Angemessenheit. Laut Swain kann mithilfe des Outputs der Spracherwerb erleichtert werden,

---

37 L1 steht für *mother tongue* oder *first language*, L2 steht für *second* oder *foreign language*.

indem eine realistische Selbsteinschätzung des eigenen Könnens und der noch bestehenden Defizite erworben, neue Regeln ausprobiert und entsprechend modifiziert, das metasprachliche Wissen über die Zielsprache verbessert und das Selbstvertrauen gestärkt werden:

> [...] *output*, or speaking the language for the purpose of communicating one's ideas, facilitates acquisition, as it (1) helps learners to discover that there is a gap between what they want to say and what they are able to say, (2) provides a way for learners to try out new rules and modify them accordingly, and (3) helps learners to actively reflect on what they know about the target language system (Swain 1995, zit. nach Shrum; Glisan 2009, 21f.).

Bill VanPatten und Jessica Williams erklären die Wichtigkeit des Outputs anhand folgenden Szenarios: Ein Spanier, der Englisch lernt, kann alle Sätze in verschiedenen Kontexten produzieren, aber bemerkt in der Interaktion nicht, dass er die Objekt-Verb-Subjekt-Sätze falsch interpretiert. Wird der Lerner nicht darauf hingewiesen, so interpretiert er weiterhin erste (Pro) Nomen als Subjekte, was einen großen Einfluss auf eine erfolgreiche Interpretation und gelungene Kommunikation hat. Output sei demzufolge nützlich, um die Lernenden anzuleiten, Fehlinterpretationen zu erfassen und zu korrigieren (vgl. VanPatten; Williams 2006, 132). Auch explizites Grammatikwissen würde in diesem Fall dazu beitragen, gewisse Fehler, die einen gravierenden Einfluss auf das Verstehen und die Aussage einer Nachricht haben, zu vermeiden. Allerdings ist das Vermitteln expliziten Grammatikwissens bei TPRS nicht vorgesehen.

6.2.4 Keine explizite Übung der grammatischen Strukturen

Krashen und Terrell teilen die Auffassung, dass lexikalische Einheiten (*items*) in Nachrichten grammatikalisch strukturiert sind; dennoch sind sie davon überzeugt, dass grammatische Strukturen keiner expliziten Beachtung von Seiten des Sprachenlernenden, des Sprachlehrers oder auch in den Lehrmaterialien bedürfen (vgl. Richards; Rodgers 2014, 264).

Diesem Ansatz folgt auch TPRS mit einem kontextbezogenen, auf Immersion und implizite Grammatikvermittlung ausgerichteten Unterricht. TPRS-Praktizierende, die der ursprünglichen Methode von TPRS folgen, machen die Lernenden durch die *pop-up grammar,* also die in der Geschichte oder im Text auftretende Grammatik, auf Sprachmuster aufmerksam.

Kritiker bemängeln, dass den Lernenden durch TPRS nicht geholfen werde, wiederkehrende Sprachmuster zu erkennen, was bisher allerdings nicht empirisch untersucht wurde. Eben aus diesem Grund, dass die Anwendung der Grammatik in Form von expliziten Grammatikübungen bei der ursprünglichen TPRS-Methode nicht vorkommt, würden laut Cottrell gute TPRS-Lehrpersonen die Grammatik in Form von Schreiben, Lesen und Sprechen in ihre Unterrichtsstunden implementieren, wenn auch in anderem Umfang und auf andere Weise als andere Methoden (vgl. Cottrell 2014b).

Rösler konstatiert, dass Lernende am Anfang ihres Fremdsprachenerwerbs viele Wörter nachschlagen und sich auf deren grammatische Funktion beziehen, um sicherzustellen, dass eine grammatische Struktur richtig verstanden und somit der Inhalt erschlossen werden konnte (vgl. Rösler 2012, 130). Ob dieses fundierte Wissen ohne explizite Grammatikerläuterungen erworben werden kann, sei hier dahingestellt.

Rod Ellis lehnt diese Meinung ab und teilt folglich die Ansicht der TPRS-Anhänger:

> Given that many classroom learners will not progress beyond the initial stages of language learning, it seems to me that a task-based approach that caters to the development of a proceduralised lexical system and simple, naturally acquired grammatical structures will ensure a threshold communicative ability and, therefore, is to be preferred to an approach that insists on grammatical accuracy from the start and that, as a consequence, may impede the development of this communicative ability (Ellis 2006, 91).

Auch Susan Gross spricht die eingeschränkte Vermittlung von Grammatik nach der TPRS-Methode an und plädiert dafür, dass das Vokabular und nicht die Grammatik begrenzt (*sheltered*) werden sollte. Dieser Ansatz beruht auf der Natürlichen-Erwerbssequenz-Hypothese von Krashen, die sich an der natürlichen Sprachvermittlung von Erwachsenen an ihre Kinder orientiert, die nicht durch den Ausschluss von Grammatikstrukturen, sondern durch die Vereinfachung der Sprache funktioniert (vgl. Gross 2007, 2).

6.2.5 Mangel an lebensweltlich orientiertem Inhalt der Geschichten für bestimmte Altersklassen

Carruthers vertritt die Ansicht, dass erwachsene Lernende mit dem Gefühl konfrontiert werden wollten, dass das Lernen einer Fremdsprache einen sofortigen Nutzen mit sich bringe und Input vermittelt werde, der sie direkt interessiere oder in ihrem Alltag hilfreich sei (vgl. Carruthers 2010, 6). Folgt man dieser Einschätzung, so lässt sich gegen TPRS einwenden, dass die bizarren und übertriebenen Geschichten, die durchaus auf Absurdität und Albernheit setzen, als für ältere Heranwachsende oder Erwachsene unangemessen, nicht ihren Bedürfnissen entsprechend und von geringem Nutzen betrachtet werden können. Todd McKay schlägt vor, Ereignisse aus den Nachrichten in Geschichten zu verwenden oder die Arbeitswelt und/oder alltägliche Aufgaben der Lernenden als Gesprächsanlass zu nehmen. Dies würde erwachsenen Lernern ermöglichen, die Zielsprache für funktionelle Zwecke einzusetzen (vgl. McKay 2001, zit. nach Carruthers 2010, 7).

6.2.6 Einschränkung der klassischen TPRS-Methode durch Nichtberücksichtigung digitaler und interaktiver Medien und Geräte

Dietmar Rösler und Nicola Würfel fordern die Nutzung digitaler Medien im Unterricht, da diese ein großes Potenzial bietet, Kooperations- und Kommunikationstechniken zu fördern. Dies kann durch die Integration digitaler Medien in traditionelle Lehrwerke geschehen, durch die Möglichkeit von deren didaktischer Verwendung und durch die Interaktion in sozialen Netzwerken. Soziale Medien wie Foren, E-Mails, Blogs, Podcasts, Internettelefonie, Chats oder das virtuelle Klassenzimmer (vgl. Rösler; Würfel 2014, 127) sind vor allem bei jungen Menschen beliebt, um miteinander in Kontakt zu bleiben und Informationen auszutauschen oder zu suchen.

Die originale TPRS-Methode verwendet vor allem Printmedien und die Stimme. Die Verwendung von digitalen Medien wird nicht berücksichtigt. Dies hat zur Folge, dass die Lernenden authentischen Lernsituationen und authentischen Kommunikation außerhalb des Unterrichts anhand sozialer Medien sowie Videokonferenzen, Filmen, Tonbändern, CDs und Radio nicht ausgesetzt sind. Rösler verweist darauf, dass ohne Medieneinsatz auch das gemeinsame Produzieren von Texten auf Wikis nicht geübt werden könne. Dies stelle im Zeitalter des Web 2.0 ein deutliches Defizit dar und verhindere, dass vor allem junge Leute auf das wirkliche Leben vorbereitet würden (vgl. Rösler 2012, 140).

Darüber hinaus könnte Audiomaterial im Unterricht eingesetzt werden, wodurch Lernende die Möglichkeit erhielten, andere Stimmen,

Sprechgeschwindigkeiten und Aussprachen als die der Lehrperson zu hören. Dadurch würden die Lernenden laut Rösler auf die Alltagswelt vorbereitet, in der sie verschiedene Menschen verstehen müssen (vgl. ebd., 127).

Ferner würde sich das Produzieren von Podcasts für die TPRS-Methode anbieten, da diese vor allem auf eine fließende Sprechfertigkeit abzielt. Podcasts ermöglichen laut Lourdes Ros das direkte Feedback anderer Zuhörer und sind nicht auf einen Ort beschränkt, können also auch außerhalb des Unterrichts eingesetzt werden. Auch das Trainieren des Verständnisses durch das sogenannte Hör-Sehen könne mit diesen geübt werden, wobei die Information nicht nur über das Sprachliche, sondern auch über das Visuelle aufgenommen werde (vgl. Ros 2013, 26).

Des Weiteren könnte über die Nutzung von Wikis hinaus die Schreibaktivität gefördert werden, beispielsweise indem für Schreibanlässe mittels E-Mail-Korrespondenz oder Blogs gesorgt würde.

In der klassischen TPRS-Methode werden die genannten Optionen nicht genutzt, also unter anderem auch keine Hör-Seh-Texte eingesetzt. Jedoch wird bei TPRS die Rezeption von neuem Inhalt sowohl über den sprachlichen Input als auch über die simultane schauspielerische Darstellung und die eingesetzten visuellen Hilfen gefördert.

6.2.7 Fokus auf detailliertem Hören

Ros zufolge geht es beim Hörverstehen vor allem um das globale und selektive Verstehen und nicht in erster Linie um den Wortlaut oder das Detailverstehen (vgl. Ros 2013, 27ff.). Bei TPRS steht das detaillierte Hören im Vordergrund, da fortwährend nach Details gefragt wird. Laut Ros ist detailliertes Hören sowohl im wirklichen Leben als auch im Unterricht selten. Der Fokus sollte daher auf selektivem und globalem Hören liegen, wie es in erster Linie im alltäglichen Leben vorkommt (vgl. ebd., 34). Bei den Hörkomponenten sollten laut Rösler mit der Wahl der Sprecher und der Kommunikationssituationen die soziale und regionale Vielfalt des deutschsprachigen Raums abgebildet werden, um die Abweichung von Lehrmaterial und Hören in realen Kommunikationssituationen gering zu halten. Nebenbei sollten die Lernenden auf komplexere Hörsituationen vorbereitet werden, indem auch bestimmte vorbereitende, das Hören entlastende Aktivitäten durchgeführt würden; zudem sollte den Lernenden vermittelt werden, dass es verschiedene Hörstile gebe, wie das globale beziehungsweise kursorische, das selektive beziehungsweise selegierende oder das detaillierte Hören (vgl. Rösler 2012, 132f.).

Bei der originalen TPRS-Methode wird allzeit das detaillierte beziehungsweise das totale Hören geübt, bei dem laut Rösler „der Inhalt und meist auch die Form möglichst vollständig erfasst werden sollen" (ebd., 133). Die Abweichung von authentischen Hörsituationen des alltäglichen Lebens und solchen, die von der Lehrperson veranlasst wurden, ist somit sehr groß.

6.2.8 Fokus auf Lernlesen

Rösler vertritt die Ansicht, dass neben dem Lernlesen, das vor allem im Anfängerbereich verwendet wird, zu Beginn des Fremdsprachenerwerbs auch das interesse- und informationsgeleitete Lesen eingesetzt werden müsse, da „[...] das Lesen Wort für Wort nicht notwendigerweise und sogar eher selten dazu beiträgt, dass ein Text tatsächlich in seiner Aussage verstanden wird, weil viel zu viel Aufmerksamkeit auf lexikalische oder grammatische Details gerichtet wird [...]" (ebd., 129). Bei TPRS wird vor allem das Lernlesen durchgeführt, weil jedes Wort verstanden und übersetzt werden soll. Die wichtige Erfahrung, dass ein Text – bezogen auf eine bestimmte Fragestellung – auch dann verstanden werden kann, wenn nicht jedes Wort und jede Struktur bekannt ist, bleibt somit völlig ausgespart (vgl. ebd., 129f.). Auch Claudia Schmidt argumentiert, dass „[gut] lesen zu können, bedeutet, Inhalte eines Textes je nach Textintention schnell und effektiv zu erfassen" (Schmidt 2007, 101). Das geschehe, „wenn die Leseprozesse der unteren Verarbeitungsebenen, also visuelle Wahrnehmung, Worterkennung und Syntaxanalyse, automatisch ablaufen" (ebd., 101).

Die Kenntnis der Sprache, das Wissen über die Welt (vgl. Rösler 2012, 129f.) und die Kenntnis der Textstrukturen (vgl. Schmidt 2007, 102) spielen zusammen und dieses Zusammenspiel entscheidet darüber, ob die Lernenden einen Text besonders rasch, eher langsam oder gar nicht verstehen. Dieser Ansatz widerspricht zum Teil der Ansicht von Ray und Seely, denen zufolge das Verständnis von Input durch das kontinuierliche Verifizieren garantiert werde, unter anderem durch Chorantworten der Klasse oder durch simultane Übersetzung in die Muttersprache (vgl. Ray; Seely 2012, 23ff.). Sie lassen also außer Acht, dass das Verstehen des Unterrichtsstoffs nicht nur mit dem Enkodieren einer Bedeutung zu tun hat, sondern auch mit dem Weltwissen der Lernenden einhergeht.

6.2.9 Keine explizite Übung der orthografischen und textpragmatischen Fertigkeiten

Laut Ruth Eßer unterscheidet sich die Textproduktion in einer Fremdsprache in vielen Aspekten von der muttersprachlichen, beispielsweise durch orthografische, grammatische, textpragmatische und Wortschatzprobleme (vgl. Eßer 2003, 292). Diese sollten im Unterricht spezifisch behandelt werden. Diese Fertigkeiten werden jedoch bei TPRS nicht explizit gelehrt. Vielmehr wird das kreative Schreiben eingesetzt, wobei eine bestimmte Anzahl Vokabeln aus einer Liste ausgewählt wird und originelle Geschichten geschrieben werden sollen (vgl. Ray; Seely 2012, 106). Nur auf einem höheren Lernniveau wird empfohlen, sich über allgemeine und umstrittene Themen sowie lokale und internationale Ereignisse zu informieren, eigene Ideen in einem Aufsatz niederzuschreiben und diese Themen in der Klasse zu diskutieren (vgl. ebd., 133ff.). Somit mangelt es den Lernenden vor allem am Verfassen von Gebrauchstexten nach festgelegten formalen Kriterien, an der Vermittlung von Textsortenwissen sowie damit zusammenhängender schriftlicher Routineformeln und Textbausteine. Der didaktische Ansatz der Prozessorientiertheit, dessen Ziel „eine Bewusstmachung der Komplexität des Schreibprozesses und die Vermittlung von prozessualen Hilfen und Schreibstrategien" (Eßer 2003, 293) ist, wird bei TPRS nicht explizit verfolgt. So werden die Lernenden beispielsweise nicht für interkulturelle Unterschiede innerhalb verschiedener Textsorten sensibilisiert, die beim Leser aus der Zielkultur zu Missverständnissen führen können (vgl. ebd., 294f.). Das lernprozessbezogene Schreiben kommt bei TPRS zu kurz. Das Schreiben von Textsorten, wie sie in der deutschen Sprache verwirklicht werden, wird im Handbuch *Fluency Through Reading and Storytelling* nicht genannt.

Eßer zufolge ist es wichtig, dass die Komplexität des Schreibprozesses bewusst gemacht wird und Schreibstrategien und prozessuale Hilfen gelehrt werden (vgl. ebd., 293). Bei der originalen TPRS-Methode macht die schriftliche Sprachproduktion nur einen geringen Teil der Unterrichtszeit aus und wird vor allem in Form von zeitlich begrenzten Schreibübungen im Anschluss an die Leselektüre durchgeführt. Auf höheren Stufen kommt das Schreiben von Aufsätzen hinzu. Auf keinem Lernniveau wird die Komplexität des Schreibprozesses bewusst gemacht oder Schreibstrategien und prozessuale Hilfen gelehrt. Auch die Rechtschreibung wird nicht explizit geübt. Zudem werden im TPRS-Handbuch keine expliziten Schreibübungen angeführt. Der Fokus der TPRS-Methode liegt klar auf dem fließenden Beherrschen einer Sprache durch das Hören und Schreiben. Ihr Schwerpunkt ist damit dem Ansatz von Rainer Bohn entgegengesetzt, der die Wichtigkeit des Schreibens folgendermaßen argumentiert:

> Schreiben zwingt im Gegensatz zum Sprechen zu längerer und intensiverer Reflexion über Inhalte und Darstellungsweisen, führt so zu einer stärkeren Durchdringung, Umwälzung und Festigung eigener Kenntnisse und hat dadurch eine wichtige spracherwerbsfördernde Funktion (Bohn 1989, zit. nach Eßer 2003, 293).

6.2.10 Mangelnde Kenntnisse von Redemitteln, Gesprächsstrukturierung und Feedbacksignalen durch Vernachlässigung authentischer Sprechanlässe

Kroemer und Hantschel sind davon überzeugt, dass neben der Häufigkeit des Sprechens der Lernenden im Unterricht die Authentizität der Sprache wesentlich ist. Ihrer Meinung nach sollten die Lernenden nach Möglichkeit so sprechen, wie Muttersprachler es tun würden, auch wenn sie sich noch nicht alle erforderlichen Strukturen angeeignet haben (vgl. Kroemer; Hantschel 2013, 13). Das freie Sprechen kommt bei TPRS jedoch nur in Form von Szenarien vor, die von der Lehrperson gelenkt werden (außer auf höheren Lernstufen), sodass authentische Sprechanlässe, in denen die Lernenden frei sprechen, bei dieser Methode zu kurz kommen.

Nur beim freien Sprechen beziehungsweise freien Schreiben wird laut Kroemer und Hantschel deutlich, ob die Lernenden ihre kommunikativen Absichten verbalisieren können (vgl. ebd.). Indem authentische mündliche Kommunikation im TPRS-Unterricht nur in geringem Maße vorkommt, wird riskiert, dass Gesprächsstrukturierung und die Feedbacksignale nicht ausreichend behandelt werden, was erhebliche Auswirkungen haben kann, weil diese für eine gut funktionierende Kommunikation bedeutsam sind. Ohne ausreichende Kenntnis der Gesprächsstrukturierung und Feedbacksignale in einer anderen Sprache kann es beispielsweise zu Missverständnissen oder Kommunikationsabbrüchen aufgrund kultureller Differenzen kommen (vgl. ebd., 15).

Das Lernen mit Szenarien in einer fremden Sprache, worunter typische aufeinanderfolgende Handlungsmuster verstanden werden, ist nach Kroemer und Hantschel wesentlich, um in einer Sprache den Tonfall und die Wortwahl der Gesprächssituation anpassen zu können, da diese Szenarien in verschiedenen Sprachen unterschiedlich sein können. Durch das Wissen um die richtigen Redemittel können sie eine große Hilfestellung leisten, da sie in verschiedenen Situationen gebraucht werden und die freie Sprachproduktion erleichtern können (vgl. ebd., 17). Dadurch, dass Szenarien bei TPRS stets im Kontext von bestimmten Gegebenheiten, Strukturen und Wortschatz gelehrt werden, ist hier die Sprachverwendung authentisch, sie wird jedoch bezüglich der Antworten von der Lehrperson gelenkt.

6.2.11 Mangel der Ermöglichung eines umfassenden Sprachlernprozesses

Für Ray und Seely ist die Sprachkompetenz im Sinne kompetenter Sprechfertigkeit und Verständnis der Sprache, der entscheidende Faktor, um eine Sprache fließend zu sprechen. Dagegen lässt sich einwenden, dass für den Erwerb eines kompetenten Sprachkönnens alle Grundfertigkeiten mit ihren jeweiligen Detailfertigkeiten ausgewogen erworben werden müssen. Diese Auffassung wird auch vom Gemeinsamen Europäischen Referenzrahmen geteilt, der Sprachkompetenz in einer Sprache nur dann gegeben sieht, wenn alle Grundfertigkeiten auf einem gewissen Niveau beherrscht werden. Aufgrund ihrer einseitigen Ausrichtung können mit der TPRS-Methode also nicht alle Grundfertigkeiten ausgewogen erworben werden. Vor allem werden Fertigkeiten wie die Phonetik oder die pragmatische Kompetenz/das pragmatische Wissen beim Schreiben nicht explizit geübt.

Neben den vier Fertigkeiten müssen im Unterricht auch andere Bereiche wie Wortschatz, Aussprache, Rechtschreibung und Grammatik geübt werden, damit ein umfassender Sprachlernprozess ermöglicht wird. Der Wortschatzausbau, der die Grundlage für den Ausbau aller Fertigkeiten ist, wird mit der TPRS-Methode gefördert, jedoch wird auf die Grammatik nur im Kontext der Geschichten kurz eingegangen. Mit begrenzten grammatischen Kenntnissen kann sich nur begrenzt verständlich gemacht werden.

Der Grund dafür, dass kein Gewicht auf die Grammatik gelegt wird, liegt darin, dass Ray und Seely die grammatische Korrektheit und eine Aussprache, die Muttersprachlern nahekommt, nicht als Teil ihres Konzepts ansehen (vgl. Ray; Seely 2012, 11). Hier liegt ein Widerspruch vor, wenn einerseits grammatische Korrektheit keine Rolle spielen soll, es andererseits aber zu den Grundprinzipien gehört, den vermittelten Input, also Vokabeln und Strukturen, so lange zu üben, bis dieser vollständig beherrscht wird, um erst dann mit neuem Unterrichtsstoff voranzuschreiten (vgl. ebd., 32f.):

> [...] we practice limited vocabulary and structures until our students really know them, that is, until they are in their long-term memory and they are able to produce them with adequate fluency. We can tell that a structure is acquired when a student can use it in speech with confidence and accuracy and without hesitancy (Ray; Seely 2012, 32).

Die Aussprache, die die Voraussetzung für das Sprechen und das Verstehen einer Fremdsprache ist, wird bei TPRS nicht explizit gelehrt, was sich nachteilig auswirken kann, da eine Fehlinterpretation von Lauten und Intonation zu großen Missverständnissen führen oder den/die Gesprächspartner/in an der Sprachkenntnis des Sprechenden zweifeln lassen kann. Hinzu kommt, dass die Aussprache ein hörbares Persönlichkeitsmerkmal ist (vgl. Kroemer 2013, 82). Ausspracheabweichungen und eine schlechte Aussprache können die soziale Akzeptanz beeinträchtigen (vgl. Dieling; Hirschfeld 2000, 18). Das Bewusstsein für phonologische und phonetische Merkmale muss durch gezielte Übungen automatisiert und auf auftretende Hör- und Artikulationsprobleme muss im Ausspracheunterricht gezielt eingegangen werden (vgl. ebd., 83).

Natürlich lässt sich argumentieren, dass die Intonation mit TPRS implizit im Kontext gelernt werde, sei es in den Geschichten oder in den Leselektüren. Sowohl das Phonetiktraining, bei dem die Lernenden auch „[...] die körperlichen Vorgänge wahrnehmen und die Artikulation der Laute (oder andere Phänomene) erfühlen [...]" (ebd., 85) sollen, als auch das explizite Wissen über das vollständige Intonationsmuster sind laut Kroemer wichtig, da die Fähigkeit, Laute über das Hören zu differenzieren, mit zunehmendem Alter geringer werde. Für die Artikulation in einer Fremdsprache werde zudem eine große Bewusstheit und viel Energie benötigt (vgl. ebd., 84). Kroemer sagt dazu:

Es reicht bei der Phonetik nicht, auf kognitivem Wege Regeln zu verstehen, für die Atmung und Artikulation müssen Hunderte von kleinen Muskeln in Bewegung gesetzt werden. Das Ineinandergreifen der für die Artikulation und Atmung verantwortlichen Muskeln verläuft in allen Sprachen anders (Kroemer 2013, 84).

Auch auf Einzellaute wird in der TPRS-Methode nicht eingegangen. Dies ist ein großer Nachteil, denn Kenntnisse über Laut-Buchstaben-Beziehungen erleichtern zum Beispiel das Lesen und Schreiben.

6.2.12 Hohe Wortfrequenz für die Auswahl des Lernwortschatzes als alleiniges Kriterium nicht ausreichend

Laut Hans-Werner Huneke und Wolfgang Steinig ist der Wortschatz und nicht die Grammatik dafür verantwortlich, dass eine Kommunikation erfolgreich stattfindet. Sie stimmen mit Ray und Seely überein, dass die Kenntnis von Wörtern die Voraussetzung von fremdsprachlicher Kommunikation sei. Huneke und Steinig sehen sie des Weiteren als Basis für die Ausbildung aller Fertigkeiten (vgl. Huneke; Steinig 2010, 169). Schließt man sich dieser Auffassung an, so verdient die Überlegung, welcher Wortschatz gelehrt werden soll und wie er vermittelt werden kann, damit er bestmöglich behalten wird, besondere Beachtung. Da TPRS auf den Gedächtnisregeln von Medina aufgebaut ist, vermittelt es die in einer Fremdsprache am häufigsten vorkommenden Wörter. Darunter werden die 1.000 bis 5.000 meistverwendeten Wörter als Grundwortschatz angegeben. Rösler gibt jedoch zu bedenken, dass diese Wörter „zunächst einmal unter fremdsprachendidaktischen Gesichtspunkten besonders interessant sind […], die Frequenz der Wörter in Texten [allerdings] kein alleiniges Kriterium für die Auswahl von Wörtern für den Fremdsprachenunterricht [ist]" (Rösler 2012, 169f.). Für eine fließende, natürliche Kommunikation werde nicht nur das meistverwendete Vokabular einer Zielsprache benötigt, sondern auch spezifisches, themenorientiertes Vokabular (vgl. ebd., 170f.).

Die Sprachstrukturen und der Grundwortschatz basieren in der originalen Methode auf den Frequenzwörtern der Zielsprache und bilden laut Ray und Seely den Schlüssel zu einer fließenden Sprachkompetenz: „We would rather practice a high-frequency word or structure than one that students wouldn't really need or would likely never use" (Ray; Seely 2012, 18).

Für die Auswahl des Wortschatzes sind aber auch das Lernziel und die persönlichen Interessen der Lernenden bedeutsam und bestimmen neben dem Aufbau des Grundwortschatzes die Auswahl der zu lehrenden Wörter. Wenn beispielsweise etwas aus der Lebenswelt der Lernenden beschrieben wird, kann es vorkommen, dass die dafür gebrauchten Wörter nicht in der Häufigkeitsliste enthalten sind. Hier kann es zu einem Konflikt zwischen individuellen Lerninteressen/Lernzielen und Wortschatzvorgaben kommen (vgl. ebd., 171). Rösler nennt als Beispiel eine vorgeschriebene Prüfung, die einen bestimmten Wortschatz verlange, also etwa auf den Häufigkeitswörtern einer Zielsprache beruhe. In diesem Fall riskiere man, den Lerninteressen und Lernzielen der Gruppe nicht gerecht zu werden, da sich der Unterricht zu sehr an diesen Wörtern orientiere (vgl. ebd.).

6.2.13 Infragestellung der Vermittlung von kulturspezifisch notwendigen Erläuterungen und landeskundlichem Wissen auf dem Anfängerniveau

Das Vermitteln von interkultureller Kompetenz und adäquatem Wissen über das Zielsprachenland dürfen Alexander Au zufolge nicht vernachlässigt werden (vgl. Au 2004, 32). Dabei hat laut Elzbieta Nowak die Wortschatzdidaktik die anspruchsvolle Aufgabe, ein Gleichgewicht zwischen umfangreichen landeskundlichen Ausführungen bei neuen Wörtern und 1:1-Entsprechungen zu finden, beispielsweise durch Übersetzungen in eine schon bekannte Sprache oder durch Bilder mit Bildunterschriften, da stets großer Druck herrsche, in einem vorgegebenen Zeitrahmen möglichst viel neuen Wortschatz zu vermitteln. Die mit einem Begriff assoziierten mentalen Bilder oder Vorstellungen können je nach Land und Kultur verschieden sein (vgl. Nowak 2000, zit. nach Rösler 2012, 172). Die Lernenden kommen bei der TPRS-Methode mit der Zielkultur vor allem anhand der Leselektüren und auf höheren Lernniveaus durch die Beschäftigung mit verschiedenen nationalen und globalen Themen in Berührung. Inwiefern kulturspezifische Auffassungen und landeskundliches Wissen explizit im Unterricht behandelt werden sollten, vor allem auf dem Anfängerniveau, wird im Handbuch *Fluency through TPR Storytelling* nicht ausgeführt.

6.3 Empirisch nachgewiesene Stärken und Schwächen der TPRS-Methode in den Studien von Watson (2009), Oliver (2012) und Braunstein (2006)

Die kritische Analyse der Studien von Watson (2009), Oliver (2012) und Braunstein (2006) im Hinblick auf die jeweils gewählte Vorgehensweise, Durchführung und Schlussfolgerung hat gezeigt, dass der dargestellte Erfolg der TPRS-Methode bei erwachsenen lateinamerikanischen ESL-Lernenden empirisch als eher gering einzustufen ist, und zwar in Bezug auf die mündliche Kommunikation, die Grammatikkenntnisse, das Hörverstehen, die Schreibfertigkeit, das Leseverstehen und den Einfluss der kinästhetischen Lehrmethoden auf den Lernprozess. Da in den genannten Studien die Gütekriterien entweder nicht eingehalten wurden oder deren Einhaltung anhand der Dokumentation nicht nachprüfbar ist, können die jeweiligen positiven Befunde hinsichtlich der besseren Ergebnisse der TPRS-Methode gegenüber traditionellen Unterrichtsmethoden nicht als Stärke verbucht werden beziehungsweise werden infrage gestellt.

6.4 Eigene Erfahrungen mit TPRS

Im Februar 2014 nahm ich an einem TPRS-Workshop von Blaine Ray in Leysin teil. In diesem dreitägigen Workshop präsentierte Ray seine Sprachlehrmethode, indem er uns Teilnehmenden anhand des Geschichtenerzählens und -lesens Spanisch lehrte. Anschließend versuchte ich, die TPRS-Methode in meinen Unterricht zu integrieren, mit dem Fokus, das fließende Sprechen meiner Schüler in der Grundstufe und in der Sekundarstufe zusätzlich zu unterstützen. Die Klasse in der Grundschule setzte sich aus zehn Schülern im Alter von fünf bis sechs Jahren, die Klasse im Sekundarschulbereich aus zwölf Schülern im Alter von 14 bis 15 Jahren zusammen. Beide Klassen waren auf einem Anfängerniveau in Deutsch eingestuft.

Bevor ich die TPRS-Methode in meinem Unterricht einführte, war ich zufällig auf Olivers Artikel *In the classroom. Investigating Storytelling Methods in a Beginning Level College Class*[38] gestoßen, in dem dieser seine persönliche Erfahrung mit der TPRS-Methode schildert. In der Sekundarstufe

---

38 Vgl. Olivier, Jean S. 2012: *Investigating Storytelling Methods in a Beginning-Level College Class*.

orientierte ich mich an Olivers Anwendung von TPRS und setzte dessen Praktiken, die sich größtenteils mit dem Rays und Seelys Drei-Stufen-Modell decken, neben den empfohlenen Konzepten von Ray und Seely in meinem Unterricht ein.

Vom ersten Tag an, an dem ich die TPRS-Methode in meiner Primar- und Sekundarklasse „Deutsch als Fremdsprache" einführte, stellte ich fest, dass diese Methode eine positive Atmosphäre im Klassenzimmer schaffte. Obwohl die Unterrichtsstunden fast ausschließlich lehrerzentriert waren, was für die Schüler ungewohnt war, zeigten sie sich stets sehr aufmerksam und engagiert. Vor allem die versteckten Details und die ungewöhnlichen und unerwarteten Elemente in den erzählten Geschichten animierten die Schüler, aufmerksam zuzuhören. Darüber hinaus war zu erkennen, dass die für gewöhnlich sehr schüchternen Schüler, die sich bisher kaum aktiv am Unterricht beteiligt hatten, nun während des Geschichtenerzählens bei den Chorantworten aktiv mitmachten. Am faszinierendsten war, dass sowohl die Primar- als auch die Sekundarschüler durch die vielen Wiederholungen des Inputs mithilfe der *Circling*-Methode die Sprache schneller verinnerlichten und langfristig behielten. Vor allem bei den fünf- bis sechsjährigen Primarschülern, die weder schreiben noch lesen konnten, aber dafür umso sprachaktiver waren, wurde ein regelrechtes Absorbieren der Sprache sichtbar. In der Grundschulklasse sah mein Unterricht normalerweise so aus, dass ich den Kindern anhand von Bilderbüchern, Geschichten, Liedern, Spielen und Bildkarten die deutsche Sprache beibrachte. Oft wiederholte ich den Inhalt der gemeinsam besprochenen Bilderbücher mit den Kindern, indem ich ihnen Fragen zu den Büchern stellte oder die vorgelesene Geschichte von den Schülern mündlich nacherzählen oder zeichnen ließ. Vor allem das Zeichnen half den Kindern, die Geschichte zu verinnerlichen.

Die TPRS-Methode wurde in der Form umgesetzt, dass ich die Kinder die erzählte Geschichte szenisch darstellen ließ und ihnen die unbekannten Wörter mündlich übersetzte. Die interessanteste und immer wiederkehrende Beobachtung war die, dass die Kinder diese Geschichten sogar Monate später mit Leichtigkeit fast fehlerfrei und mit beinahe allen Details wiedergeben konnten. Hingegen konnten sich die Kinder nur vage an den Inhalt von Bilderbüchern erinnern, die wir zeitlich genauso intensiv wie die dargestellten Geschichten behandelt hatten. Die interessanten Details und die kontinuierlichen Wiederholungen machten es ihnen leicht, die Geschichte auch nach langer Zeit wiederzugeben. Dieser Erfolg, der zur Sprachkompetenz beitrug, könnte allerdings weniger durch die Methode selbst als durch nicht messbare Variablen wie beispielsweise die Motivation der Schüler angesichts von etwas Neuem, die durch bizarre Details gewonnene Aufmerksamkeit oder eine Präferenz für bestimmte Geschichten initiiert worden sein.

Oliver (2012) schildert in seinem persönlichen Bericht, dass seine Schüler aufgrund der Chorantworten und der individuellen Antworten während der gesamten Unterrichtszeit Deutsch sprachen. Dies durfte auch ich mit Erstaunen gleich zu Beginn der Einführung der Methode feststellen. Die erzählten Geschichten wurden vor allem am Anfang von mir selbst verfasst, obwohl zahlreiche Geschichten von verschiedenen Anbietern auf dem Markt erhältlich sind. Sie wurden sowohl im Grundschul- als auch im Sekundarbereich vor allem mit Wiederholungen aus dem Grundwortschatz des gerade behandelten Themas ausgeschmückt, wobei in den Sekundarklassen zusätzlich die Grammatik aus dem verwendeten Kursbuch implementiert wurde. Darüber hinaus wurden Wörter aus dem Frequenzwörterbuch *A frequency dictionary of German: Core vocabulary for learners*[39] verwendet.

Eine Geschichte mit der TPRS-Methode zu erzählen, benötigte vor allem am Anfang sehr viel Konzentration und Übung, da die Methode des *Circling* sehr gut beherrscht werden muss, um Fragen zu stellen, die die Schüler am Unterrichtsgeschehen involvieren, vor allem weil bedacht werden muss, dass die Lehrerperson zu Beginn des Unterrichts nur ein Skelett der Geschichte vorbereitet hat, die erst beim Erzählen anhand der Chor- und individuellen Antworten der Schüler personalisiert und weiterentwickelt wird.

Folgende Erfahrungen mit TPRS deckten sich mit denen von Oliver (2012) in der Sekundarstufe: Die Schreibfähigkeit der Schüler erweiterte/verbesserte sich beachtlich, da die Schüler ihre anhand der erzählten Geschichten neu erworbenen mündlichen Sprachkenntnisse in ihren schriftlichen Ausdruck einbrachten. Sie schrieben oft grammatikalisch richtige Sätze und vor allem viel mehr Wörter. Ersteres trat insbesondere dadurch ein, dass die Schüler die Strukturen anhand der gelernten Sätze in den Geschichten verinnerlicht hatten und die Grammatik daher natürlich und spontan aus dem Kontext zu

---

39 Vgl. Randall Jones und Erwin Tschirner 2006: *A Frequency Dictionary of German: Core Vocabulary for Learners*.

kommen schien. Dass die Schüler in den *timed writings* schneller und damit mehr schreiben konnten, ist sicherlich, wie Oliver ebenfalls feststellt (vgl. Oliver 2012, 54f.), auch darauf zurückzuführen, dass sie nicht innehielten, um das Geschriebene auf grammatikalische Korrektheit zu überprüfen, da sie viele Sprachstrukturen verinnerlicht hatten. Die in der Geschichte vorkommenden Grammatikthemen lehrte ich konträr zur TPRS-Philosophie zusätzlich mit expliziten Grammatikübungen, um sicherzustellen, dass die Schüler die gelernten Strukturen auch in einem anderen Kontext verwenden und sich auch auf explizites Grammatikwissen stützen können.

Ein weiterer markanter Fortschritt, den ich in Übereinstimmung mit Olivers Studienergebnis bei meinen Schülern feststellte, war die Tatsache, dass es ihnen sehr leicht fiel, verschiedene Wortarten im Kontext korrekt zu kombinieren. Dem Ansatz entsprechend wurden den Schülern kontinuierlich Fragen zu den erzählten Geschichten gestellt, die sie mündlich und schriftlich beantworten mussten. Darüber hinaus wurden sie aufgefordert, die Geschichten zu adaptieren und zu verändern. Der größte Grammatik-, wenn nicht auch Vokabelerwerb, resultierte meines Erachtens aus den TPRS-Büchern, die im Unterricht behandelt wurden, da die Schüler begannen, die darin vorkommenden Ausdrücke und die Grammatik in ihren Antworten zu den gestellten Fragen und Erklärungen zu internalisieren (vgl. Oliver 2012, 55).

Meine Erfahrungen mit dem Einsatz der TPRS-Methode zeigten, dass meine Schüler sowohl im Primar- als auch im Sekundarbereich signifikante Fortschritte im Fremdsprachenerwerb machten und sehr viel Freude vor allem am Darstellen der bizarren Geschichten hatten. Diese positiven Erlebnisse wirkten sich insgesamt hilfreich auf die Lernmotivation, die Lernbereitschaft, die Lernfreude, die Aktivität und auch das Unterrichtsklima aus. Oliver ist meines Erachtens zuzustimmen, wenn er sagt, dass sich die Schüler durch die TPRS-Methode im Allgemeinen besonders ermutigt fühlen, eine Sprache anzuwenden, und dass sie zudem selbstbewusster in Bezug auf ihre Fremdsprachenkenntnisse werden, wenn sie realisieren, dass sie in der Fremdsprache kommunizieren können (vgl. ebd., 56).

7. Kritisches Fazit

Ziel dieser Arbeit war herauszufinden, ob mit TPRS ein fließendes Beherrschen und Verständnis einer Zweit- oder Fremdsprache erreicht werden kann, einschließlich der Sprachkompetenz in den drei anderen Grundfertigkeiten Hören, Lesen und Schreiben. Hierfür wurde einerseits TPRS einer kritischen Betrachtung unterzogen, andererseits bestehende Forschungen zur Methode analysiert. Drei Studien wurden daraufhin untersucht, ob der von diesen angeführte deutliche Erfolg von TPRS, auch im Vergleich zu anderen Methoden, als empirisch nachgewiesen gelten kann.

Im Zuge dieser Arbeit wurde ersichtlich, dass die Spracherwerbstheorien von Krashen und die TPR-Methode von Asher für die Entwicklung von TPRS grundlegend waren. Die alternative Sprachlehrmethode TPRS hat sich, wie anhand des aktuellen Entwicklungsstands skizziert wurde, stets mit leichten Nuancen verändert. Das hat zur Folge, dass TPRS-Lehrpersonen sich fortwährend über die Methode informieren müssen, um auf dem aktuellen Stand zu bleiben.

Anhand der Darlegung der Schlüsselkonzepte des TPRS wurde ersichtlich, dass das 3-Schritte-Modell und die angeführten Grundtechniken und Praktiken auf den drei Gedächtnisregeln von John Medina aufgebaut sind. Diese sind besonders wichtig, wenn es darum geht, die angeeignete Sprachkompetenz ins Langzeitgedächtnis zu transferieren.

Im Kapitel *Forschungsstand* wurden anhand eines eigens kreierten Leitfadens die Studien von Watson (2009), Oliver (2012) und Braunstein (2006) einer kritischen Analyse unterzogen, mit dem Ergebnis, dass der dargestellte Erfolg der TPRS-Methode empirisch als eher gering einzustufen ist.

In der Auseinandersetzung mit der einschlägigen Literatur zu TPRS wurde ersichtlich, dass die Stärken von TPRS vornehmlich in der Vermittlung von verständlichem, regelmäßigem und begrenztem Input in der Zielsprache, in den zahlreichen Wiederholungen und im aktiven Anwenden der Sprachstrukturen rund um die Frequenzwörter liegen sowie in der Verwendung von Geschichten, der Anwendung „gehirnfreundlicher" Techniken und Aktivitäten und schließlich in einer entspannten Unterrichtsatmosphäre, die den affektiven Filter gering halten. Darüber hinaus führten viele Autorinnen und Autoren eine gute Sprechfertigkeit und ein deutlich gesteigertes Interesse am Sprachenlernen seitens der Lernenden an. Ferner wurde die Bewusstmachung des aktiven, passiven Wortschatzes, der Einsatz des Hörens und Lesens in einer Sprache als Schlüssel zur Sprachkompetenz, das zusammenhängende Üben des Leseverstehens, Hörverstehens, Sprechens und des Schreibens und die fortwährende Rückmeldung zum Lernfortschritt und Förderung kooperativen Lernens gutgeheißen.

Nichtsdestoweniger wurden auch etliche Schwächen und Einschränkungen der Methode aufgedeckt. So zeigte die Analyse vorhandener Literatur zur Erlangung einer umfassenden Sprachkompetenz, dass mit der TPRS-Methode allein kein kompetenter ganzheitlicher Spracherwerb möglich ist, da mit dieser nicht alle Grundkompetenzen ausgewogen gelernt und viele Fertigkeiten nicht geübt werden, wie beispielsweise das Erstellen von Gebrauchstexten oder die Vermittlung von Textsortenwissen. Des Weiteren liegen die Schwächen von TPRS in der möglichen oder partiellen Vernachlässigung des aktiven sprachlichen Outputs der Lernenden und in dem Mangel an lebensweltlich orientiertem Wortschatz in den TPRS-Geschichten. Ein gewichtiges Defizit ist auch darin zu sehen, dass gelernte Sprachstrukturen sowie orthografische, grammatische und textpragmatische Fertigkeiten nicht explizit trainiert werden. Zudem können mangelnde Kenntnisse über Redemittel, Gesprächsstrukturierung und Feedbacksignale sowie die hintangestellte Vermittlung von landeskundlichem und kulturellem Wissen, vor allem auf dem Anfängerniveau, einer erfolgreichen, unmissverständlichen Kommunikation in der Zielsprache im Wege stehen.

Digitale und interaktive Medien und Geräte, die eine Fülle von Kooperations- und Kommunikationsmöglichkeiten liefern und für eine Erweiterung der Möglichkeiten des Fremdsprachenunterrichts sorgen, finden bei der klassischen TPRS-Methode keine Berücksichtigung. Dies ist ein großer Nachteil, weil damit riskiert wird, dass vor allem junge Lernende nicht auf das wirkliche Leben vorbereitet werden.

Aus diesem Grund modifizieren zahlreiche TPRS-Vertreter die Methode oder variieren den Unterricht, indem TPRS nicht jeden Tag zur Anwendung kommt. Über TPRS-spezifische Aktivitäten wie Erzählen und Lesen von Geschichten, Besprechung allgemeiner Themen, Verfassen von Essays und Durchführung von zeitlich begrenztem Schreiben (*timed writing*) hinaus wird täglich kontextbezogener verständlicher Input bereitgestellt.

Es werden auch verschiedene videogestützte Techniken und Materialen eingesetzt, wie Kurzfilme, Trailer und Werbespots sowie der Austausch von Videobotschaften. Es finden aber auch verschiedene Arten von Liedern und eine große Bandbreite an Textsorten Verwendung, wie beispielsweise Romane, Zeitschriftenartikel, Liedtexte, Märchen und vieles mehr (vgl. Gaab 2014a). Das wichtigste Instrument bleibt dennoch das Lehren mit verständlichem Input und dem *Circling*-Tool.

Im Rahmen meiner eigenen Erfahrungen mit der TPRS-Methode in einer Primar- und in einer Sekundarklasse sind als positive Resultate die sehr engagierten, enthusiastischen Schüler, die äußerst aktiv am Unterrichtsgeschehen teilnahmen, hervorzuheben, insbesondere bei den Chorantworten während des Geschichtenerzählens. Zudem konnte festgestellt werden, dass aufgrund der vielen Wiederholungen des verständlichen Inputs durch die *Circling*-Methode die Sprache schneller verinnerlicht und langfristig behalten wurde. In der Sekundarklasse erweiterten sich zudem die Schreibfähigkeit und die grammatikalische Korrektheit der von den Schülern verfassten Sätze. Darüber hinaus verbesserte sich ihr Sprachgefühl anhand der im Kontext erklärten und fortwährend wiederholten Sprachstrukturen.

Der Einsatz der TPRS-Methode kann sich aber als schwierig gestalten, wenn sich die Lernenden in einem Kurs, sei es in Integrationskursen oder auch Zweit- oder Fremdsprachenkursen, nicht auf die gleiche Muttersprache oder eine gemeinsame Referenzsprache berufen können, die alle Lernenden, die Lehrperson eingeschlossen, auf sehr gutem Niveau beherrschen, weil TPRS vor allem das methodische Element *Rückgriff auf die Muttersprache* einsetzt.

In Zukunft gilt es zu untersuchen, wie die Methode TPRS so modifiziert werden kann, dass sie eine umfassende Sprachkompetenz vermittelt, die alle vier Grundfertigkeiten einschließt. Diese Änderungen müssten in die originale Methode eingebunden werden, um dem derzeit vorherrschenden Problem zu begegnen, dass viele verschiedene Modifikationen von TPRS kursieren. Außerdem wäre es wünschenswert, dass mehr Unterrichtsmaterialien für TPRS auf den Markt kommen, da das selbstständige Entwerfen von Unterrichtsmaterial äußerst zeitaufwendig ist.

Im Hinblick auf die Wirksamkeit von methodischen Verfahren hat die neuere empirische Unterrichtsforschung hervorgehoben, dass nur die „[…] planmäßige, zielgerichtete, situations- und adressatenadäquate Auswahl der

Methoden das entscheidende Qualitätskriterium für einen guten (Fremd-sprachen-) Unterricht darstellt" (Haß 2010, 155). Keine Methode erzielt folglich per se bemerkenswerte Resultate, sondern eine Methodenvariation wird nachgewiesenermaßen als am effektivsten und nutzbringendsten angesehen (vgl. Helmke 2008, 259ff., zit. nach Haß 2010, 155). Ungeachtet dessen, welche Methode(n) im Zweit- oder Fremdsprachenunterricht eingesetzt wird (werden), sollten folgende Aussagen in Erinnerung behalten und nach diesen Prämissen unterrichtet werden:

> Language is a very complex phenomenon and is studied from the perspective of many different disciplines, including linguistics, literature, psychology, anthropology, and sociology (Richards; Rodgers 2014, 22).

> We can no longer afford to simply learn about languages and cultures; but rather, we must provide students with opportunities to learn languages and cultures by participating in communicative interactions that prepare for real-world language use and global citizenship (California Department of Education 2010, VI).

8. Literaturverzeichnis

Albert, Ruth; Marx, Nicole (2014): Empirisches Arbeiten in Linguistik und Sprachlehrforschung: Anleitung zu quantitativen Studien von der Planungsphase bis zum Forschungsbericht. 2. Auflage. Tübingen: Narr.

Albert, Ruth et al. (2015): Alphabetisierung in der Fremdsprache Deutsch: Lehrmethoden auf dem Prüfstand. 1. Auflage. Marburg: Tectum.

Au, Alexander (2004): Vom Wandel der Gesellschaft, dem Konzept einer Sprache und dem Erlernen interkultureller Kompetenz. In: DaF-Brücke: Zeitschrift für Deutschlehrerinnen und Deutschlehrer Lateinamerikas 6, 32–35.

Ayan, Steve (2013): Besser lernen. In: Gehirn und Geist 10, 30–36.

Barkowski, Hans; Krumm, Hans-Jürgen (Hrsg.) (2010): Fachlexikon Deutsch als Fremd- und Zweitsprache. 1. Auflage. Bad Heilbrunn: Kinkhardt / UTB.

Beal, K. David (2011): The Correlates of Storytelling from the Teaching Proficiency through Reading and Storytelling (TPRS) Method of Foreign Language Instruction on Anxiety, Continued Enrolment and Academic Success in Middle and High School Students. Doctoral Dissertation. University of Kansas. Retrieved from ProQuest Dissertations and Theses.

Braunstein, Lauren (2006): Adult ESL Learners' Attitudes towards Movement (TPR) and Drama (TPR Storytelling) in the Classroom. In: CATESOL 18 (1), 7–20.

Brown, James (1988): Understanding Research in Second Language Teaching. Cambridge: Cambridge University Press.

Cantoni, Gina P. (1999): Using TPR-Storytelling to Develop Fluency and Literacy in Native American Languages. In: Jon Reyhner et al. (Hrsg.): Revitalizing Indigenous Languages. Flagstaff: University of Arizona Press, 53–58.

California Department of Education (2010): World Language Content Standards for California Public Schools. Kindergarden through Grade Twelve. California Department of Education. http://www.cde.ca.gov/be/st/ss/documents/worldlanguage2009.pdf [06.08.2017].

Carruthers, Steven W. (2010): The Total Physical Response Method and its Compatibility with Adult ESL Learners. http://www.tesolteachers.net/t.pdf [05.07.2017].

Cottrell, Sarah E. (2014a): What I love about TPRS. http://musicuentos.com/2014/02/tprs/ [28.06.2017].

Cottrell, Sarah E. (2014b): What I hate about TPRS. http://musicuentos.com/2014/02/tprs2/ [26.06.2017].

Dieling, Helga; Hirschfeld, Ursula (2000): Phonetik lehren und lernen. Fernstudieneinheit 21. München: Langenscheidt.

Ehlers, Swantje (2003): Übungen zum Leseverstehen. In: Bausch, Karl-Richard; Christ, Herbert; Krumm, Hans-Jürgen (Hrsg.): Handbuch Fremdsprachenunterricht. 4. Auflage. Tübingen und Basel: A. Francke, 287–292.

Ellis, Rod (2006): Current Issues in the Teaching of Grammar: An SLA Perspective. Tesol Quarterly 40 (1), 83–107.

Eßer, Ruth (2003): Übungen zum Schreiben. In: Bausch, Karl-Richard; Christ, Herbert; Krumm, Hans-Jürgen (Hrsg.): Handbuch Fremdsprachenunterricht. 4. Auflage. Tübingen und Basel: A. Francke, 292–295.

Funk, Hermann (1994): Wortschatz. In: Kast, Bernd; Neuner, Gerhard (Hrsg.): Zur Analyse, Begutachtung und Entwicklung von Lehrwerken für fremdsprachlichen Deutschunterricht. Berlin und München: Langenscheidt, 56–60.

Funk, Hermann (2008): Grammatisches Wissen und Sprechkompetenz – ein Versuch zur Lösung des „Henne-Ei"-Problems im Fremdsprachenunterricht. Griechischer Deutschlehrerkongress, Athen. In: akzent Deutsch. Zeitschrift für Deutschlehrer in Griechenland, Februar 2009, 8–11. Goethe-Institut Athen (Hrsg.)

Gaab, Carol (2006): Evolution or Creation? Language Magazine 5 (7), 36–40.

Gaab, Carol (2011): Multistory Construction. In: The International Journal of Foreign Language Teaching (IJELT) 7 (1), 2–8.

Gaab, Carol (2014a): A TPRS Rebuttal by Carol Gaab. http://musicuentos.com/2014/02/carol-gaab/ [10.07.2017].

Gaab, Carol (2014b): Reading-Workshop-NTPRS14. https://tprs-uploads.s3-accelerate.amazonaws.com/download-manager-files/Reading-Workshop-NTPRS14.pdf [10.07.2017].

Gault, Thomas R. (2003): Adult Immigrant Latinas´ Attitudes Towards ESL Classes. ITL – International Journal of Applied Linguistics 139, 101–128. Peeters Online Journals. http://poj.peeters-leuven.be/content.php?url=issue&journal_code=ITL&issue=0&vol=139 [22.06.2017].

Gault, Thomas R. (2004): Adult Hispanic Immigrants' Assumptions regarding Good Teaching in ESL. Dissertations Abstracts International 65 (5).

Gross, Susan (2003): Order of Acquisition. http://susangrosstprs.com/articles/ORDEROFACQUISITION.pdf [13.07.2017].

Gross, Susan (2007): The Importance of Using Natural Language in Level-One Classes. http://susangrosstprs.com/articles/IMPORTNATURALLANGINL1.pdf [10.09.2016].

Haß, Frank (2006): Fachdidaktik Englisch. Tradition-Innovation-Praxis. 1. Auflage. Stuttgart: Ernst Klett.

Haß, Frank (2010): Methoden im Fremdsprachenunterricht. In: Hallet, Wolfgang; Königs, Frank G. (Hrsg.): Handbuch Fremdsprachendidaktik. Fulda: Kallmeyer, 151–156.

Huneke, Hans-Werner; Steinig, Wolfgang (2010): Deutsch als Fremdsprache. Eine Einführung. (Grundlagen der Germanistik (GrG), Band 34). 5. neu bearbeitete und erweiterte Auflage. Berlin: Erich Schmidt.

Jones, Randall L.; Tschirner, Erwin (2006): A Frequency Dictionary of German: Core Vocabulary for Learners. New York: Routledge.

Krashen, Steven D. (1982): Principles and Practice in Second Language Acquisition. New York: Pergamon Press.

Krashen, Stephen D. (2004): The Power of Reading: Insights into Research. 2nd edition. Westport CT: Libraries Unlimited.

Krashen, Stephen D; Tracy D. Terrell (1983): The Natural Approach: Language Acquisition in the Classroom. Oxford: Pergamon Press.

Kroemer, Sandra (2013): Phonetik. In: Brinitzer, Michaela et al. (Hrsg.). DaF unterrichten: Basiswissen Didaktik Deutsch als Fremd- und Zweitsprache (Inkl. DVD-Video). Stuttgart: Klett, 82–94.

Kroemer, Sandra; Hantschel, Hans-Jürgen (2013): Sprechen. In: Brinitzer, Michaela et al. (Hrsg.). DaF unterrichten: Basiswissen Didaktik Deutsch als Fremd- und Zweitsprache. Stuttgart: Klett, 12–23.

Marshall, Claire (2007): Increasing International Interest Requires a Quantum Leap in Methodologies for Learning World Languages. In: McNair Research Review Summer (5), 1–11.

Mayer, Richard E. (2009): Multimedia Learning. 2nd edition. New York: Cambridge University Press.

Mayer, Richard E. (2014): The Cambridge Handbook of Multimedia Learning (Cambridge Handbooks in Psychology). 2nd edition. New York: Cambridge University Press.

McQuillan, Jeff; Tse, Lucy (1998): What´s the story? Using the Narrative Approach in the Beginning Language Classrooms. TESOL Journal 7, 18–23.

Medina, John J. (2014): Brain Rules: 12 Principles for Surviving and Thriving at Work, Home, and School. 2nd edition. Edmonds: Pear Press.

Möller-Frorath, Monika (2013): Wortschatz. In: Brinitzer, Michaela et al. (Hrsg): DaF unterrichten: Basiswissen Didaktik Deutsch als Fremd- und Zweitsprache. Stuttgart: Klett, 60–71.

Müller, Bernd-Dietrich (1994): Stichwort: Wortschatz. In: Kast, Bernd; Neuner, Gerhard (Hrsg.): Zur Analyse, Begutachtung und Entwicklung von Lehrwerken für fremdsprachlichen Deutschunterricht. Berlin und München: Langenscheidt, 61–65.

Olivier, Jean S. (2012): Investigating Storytelling Methods in a Beginning-Level College Class. In: The Language Educator 2 (7), February, 54–56.

Ortner, Brigitte (1998): Alternative Methoden im Fremdsprachenunterricht. Lerntheoretischer Hintergrund und praktische Umsetzung. Ismaning: Hueber.

Paul, Annie M. (2012): How to Get and Keep Someone´s Attention. In: Time. http://ideas.time.com/2012/07/25/how-to-get-and-keep-someones-attention/ [03.07.2017].

Portmann-Tselikas, Paul (2003): Aufmerksamkeit statt Automatisierung. Überlegungen zur Rolle des Wissens im Grammatikunterricht. In: German as a foreign language 2, 29–58.

Ray, Blaine (2005): Mini-stories for Look, I Can Talk! German. Student book. Eagle Mountain: Blaine Ray Workshops.

Ray, Blaine; Seely, Contee (2012): Fluency through Storytelling and Reading. Achieving Real Language Acquisition in School. 6th edition. Berkeley: Command Performance Language Institute.

Ray, Blaine (2014a): Proceedings from Blaine Ray TPRS workshops: Teaching Proficiency through Reading and Storytelling. Eagle Mountain: Blaine Ray Workshops.

Ray, Blaine (2014b): Einschränkungen des Natural Approaches und der Total Physical Response Method. Persönliches Interview am Rande der 14ten TPRS-Konferenz in Chicago, 25.07.2014.

Ray, Blaine (2005): Mini-stories for Look, I Can Talk! German. Student book. Eagle Mountain: Blaine Ray Workshops.

Richards, Jack C.; Rodgers, Theodore (2014): Approaches and Methods in Language. 3rd edition. United Kingdom, Cambridge: Cambridge University Press.

Rösler, Dietmar (2012): Deutsch als Fremdsprache. Eine Einführung. Stuttgart: J.B. Metzler.

Rösler, Dietmar; Würffel, Nicola (2014): Lernmaterialien und Medien. Deutsch lehren lernen. München: Klett.

Ros, Lourdes (2013): Hören. In: Brinitzer, Michaela et al. (Hrsg). DaF unterrichten: Basiswissen Didaktik Deutsch als Fremd- und Zweitsprache. Stuttgart: Klett, 24–34.

Schmidt, Claudia (2007): Lesestrategien. In: Französisch heute 38 (2), 121–129.

Seely, Contee; Romijn, Elizabeth (2006): TRP is more than Commands. 2nd edition. Berkeley: Command Performance Language Institute.

Shrum, Judith L.; Glisan, Eileen W. (2009): Teacher´s Handbook: Contextualized Language Instruction. 4th edition. Boston: Heinle Cengage Learning.

Slavic, Ben (2008): TPRS in a year. Denver: Eigenverlag.

Slavic, Ben (2013): TPRS and Comprehensible Input Training. http://www.benslavic.com/about.html [12.07.2017].

Stork, Antje (2003): Vokabellernen. Eine Untersuchung zur Effizienz von Vokabellernstrategien. Tübingen: Narr 2003.

VanPatten, Bill; Williams, Jessica (2007): Theories in Second Language Acquisition: An Introduction (Second Language Acquisition Research). New Jersey: Lawrence Erlbaum Associates.

Vester, Frederic (2007): Denken, Lernen, Vergessen. Was geht in unserem Kopf vor, wie lernt das Gehirn, und wann lässt es uns im Stich? 32. Auflage. München: Deutscher Taschenbuch Verlag.

Watson, Barbara (2009): A Comparison of TPRS and Traditional Foreign Language Instruction at the High School Level. In: International Journal of Foreign Language Teaching 1 (5) (Summer), 21–24.

9. Anhang

I. Eine „personalisierte Fragen-Sitzung"

Eine personalisierte Fragen-Sitzung mit der Struktur *Der sportliche Mann ist sehr glücklich*. [*Die Lehrperson projiziert ein Bild eines sportlichen, in der Zielkultur sehr bekannten Mannes an die Wand oder zeigt ein Video von diesem.*]

Lehrperson: Ist Bastian Schweinsteiger sportlich?
Klasse: Ja.

Lehrperson: Ja. Bastian Schweinsteiger ist ein Mann, richtig?
Klasse: Ja.

Lehrperson: Ist Bastian Schweinsteiger ein sportlicher Mann?
Klasse: Ja.

Lehrperson: Ja, Bastian Schweinsteiger ist ein sportlicher Mann. Ist Daniel Glattauer ein sportlicher Mann?

Klasse: Nein! Daniel Glattauer ist kein sportlicher Mann, aber Bastian Schweinsteiger ist ein sportlicher Mann.

Lehrperson: Sind Bastian Schweinsteiger und Daniel Glattauer erfolgreich?
Klasse: Ja.

Lehrperson: Ja, sie sind erfolgreich. Bastian Schweinsteiger hat einen neuen Vertrag bei einem neuen Fußballklub unterschrieben und Daniel Glattauer ein neues Buch geschrieben.

[*Die Lehrperson zeigt einen Videoclip, in dem Bastian Schweinsteiger gezeigt wird, nachdem er seinen neuen Vertrag unterschrieben hat, und Daniel Glattauer, als er sein neues Buch in der Hand hält.*]

Lehrperson: Sind sie glücklich?
Klasse: Ja.

Bei großem Interesse und Engagement seitens der Klasse schreitet die Lehrperson laut Gaab damit voran, den Lernenden zusätzliche personalisierte Fragen zu stellen, die allgemeiner Natur sind, aber trotzdem die Sprachstrukturen wiederholen, zum Beispiel: Sind sportliche Männer erfolgreich?

Warum? Unter welchen Rahmenbedingungen? Wann bist du glücklich? Das Ziel dabei ist, die Konversation so verständlich, fesselnd und interessant zu gestalten, dass die Lernenden von dem Versuch abgelenkt werden, das Vokabular auswendig zu lernen, und ihre Aufmerksamkeit aufrechterhalten bleibt. Die Antworten der Lernenden werden von der Lehrerin entweder bestätigt oder verworfen, was eine weitere Möglichkeit darstellt, zusätzliche Wiederholungen zu fokussieren (vgl. Gaab 2011, 4).

II. Ein Beispiel für die Circling-Methode

Anmerkung: In diesem Beispiel werden keine Schauspieler, die den Inhalt darstellen und verifizieren, eingesetzt. Das Gespräch findet demnach nur zwischen der Lehrperson und ihrer Klasse statt.

Aussage der Lehrperson: „Klasse, Sandra wollte Deutsch lernen." *(Klasse sagt: „Oh!")*

Frage, bei der die Antwort „Ja" lauten soll: „Klasse, wollte Sandra Deutsch lernen?"

(Klasse antwortet: „Ja.")

Die Lehrperson verifiziert: „Das ist richtig, Sandra wollte Deutsch lernen."

Frage, bei der die Lernenden zwischen zwei Antwortmöglichkeiten wählen können: „Klasse, wollte Sandra Deutsch oder Spanisch lernen?" *(Klasse antwortet: „Deutsch.")*

Die Lehrperson verifiziert: „Das ist richtig, Sandra wollte Deutsch lernen."

Frage, bei der die Antwort „Nein" lauten soll: „Wollte Sandra Spanisch lernen?"

(Klasse antwortet: „Nein.")

Die Lehrperson verifiziert: „Richtig, Sandra wollte nicht Spanisch lernen, sondern sie wollte Deutsch lernen."

Frage: „Warum wollte Sandra nicht Spanisch lernen?" *(Klasse rät die Antwort:* „Weil sie nicht nach Spanien gehen wollte.")

Die Lehrperson verifiziert und fügt das neue Detail hinzu: „Nein, weil sie Bastian Schweinsteiger einen Liebesbrief schreiben wollte." *(Klasse sagt: „Oh!")*

Wie in diesem Beispiel ersichtlich, erwartet die Lehrperson nach jeder Frage stets eine Antwort der Lernenden, um zu überprüfen, ob diese die Aussagen/Fragen verstanden haben und das neu gelernte Vokabular simultan im Kontext anwenden können. Aus diesem Grund ist es auch nicht notwendig, dass in ganzen Sätzen geantwortet wird. Darüber hinaus soll darauf geachtet werden, dass nicht immer das gleiche Muster der *Circling*-Fragen verwendet wird, sondern die Fragen in ihrer Anzahl begrenzt und in einer willkürlichen Reihenfolge gestellt werden (vgl. Slavic 2008, 24).

III. Entwicklung einer Minigeschichte für das fortgeschrittene Niveau

<u>Folgen Sie der grafischen Darstellung:</u>
(Anmerkung: Hier werden die Circling-Fragen *willkürlich gestellt und diese Geschichte hat keine drei Standorte.)*

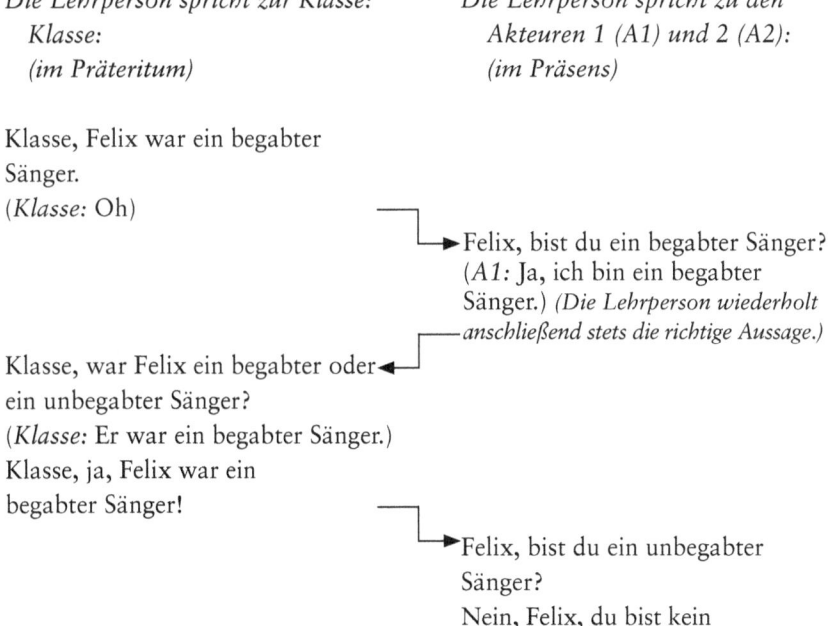

Die Lehrperson spricht zur Klasse:
  Klasse:
  (im Präteritum)

Die Lehrperson spricht zu den
  Akteuren 1 (A1) und 2 (A2):
  (im Präsens)

Klasse, Felix war ein begabter Sänger.
(*Klasse:* Oh)

Felix, bist du ein begabter Sänger?
(*A1:* Ja, ich bin ein begabter Sänger.) *(Die Lehrperson wiederholt anschließend stets die richtige Aussage.)*

Klasse, war Felix ein begabter oder ein unbegabter Sänger?
(*Klasse:* Er war ein begabter Sänger.)
Klasse, ja, Felix war ein begabter Sänger!

Felix, bist du ein unbegabter Sänger?
Nein, Felix, du bist kein

Klasse, war Felix ein unbegabter Sänger? ← unbegabter Sänger, du bist ein begabter Sänger!
Nein, Felix war kein unbegabter Sänger.
Klasse, Felix hatte ein Problem.
→ Felix, hast du ein Problem?
→ Ja, Felix, du hast ein Problem.
Klasse, welches Problem hatte Felix? ←
Klasse, er wollte ein Mitglied des renommiertesten Knabenchors werden und bei den Wiener Sängerknaben mitsingen, aber er war im Stimmbruch!
→ Felix, welches Problem hast du? Ja, du willst ein Mitglied des renommiertesten Knabenchors werden und bei den Wiener Sängerknaben mitsingen, aber du bist im Stimmbruch.
Klasse, war Felix im Stimmbruch ← oder
konnte er bei den Wiener Sängerknaben mitsingen?
Klasse, ja, Felix war im Stimmbruch.
→ Felix, kannst du bei den Wiener Sängerknaben mitsingen? Nein, du kannst nicht bei den Wiener Sängerknaben mitsingen, du bist im Stimmbruch.
Aber Klasse, sein Freund Andreas ← in Wien
hatte eine Idee und wollte ihm helfen, in einem anderen bekannten Musikverein mitzusingen.
→ Felix, möchte dir dein Freund Andreas helfen, bei den Wiener

                                Sängerknaben oder in einem anderen bekannten Musikverein mitzusingen?
                                Ja, Felix, dein Freund Andreas möchte dir helfen, in einem anderen bekannten Musikverein mitzusingen.

Klasse, wollte Andreas ihm helfen, bei den Wiener Sängerknaben mitzusingen?
Klasse, nein, Andreas wollte ihm helfen, in einem anderen bekannten Musikverein mitzusingen.
Sein Freund Andreas war ein langjähriges Mitglied des Wiener Musikvereins und ein sehr guter Tenorsänger.
In diesem Chor konnte Felix seine Gesangskünste in seiner Stimmlage verbessern.
                                Felix, möchtest du deine Gesangskünste in deiner Stimmlage verbessern?
                                Ja, Felix, du möchtest deine Gesangskünste in deiner Stimmlage verbessern.

Klasse, wollte Felix seine Künste im Musizieren oder seine Gesangskünste in seiner Stimmlage verbessern?
Ja, Klasse, Felix wollte seine Gesangskünste in seiner Stimmlage verbessern.
                                Felix, möchtest du deine Künste im Musizieren verbessern?
                                Nein, Felix, du möchtest deine Gesangskünste in deiner Stimmlage verbessern.
                                Felix, wo möchtest du deine Gesangskünste präsentieren?
                                Ja, du möchtest deine Gesangskünste auf der bekannten Mariahilfer Straße präsentieren.

Klasse, wollte Felix seine Gesangskünste
auf einem Konzert oder auf der
bekannten Mariahilfer Straße präsentieren?
Ja, Klasse, Felix wollte seine Gesangskünste auf
der bekannten Mariahilfer Straße
präsentieren.

→Felix, bist du ein guter Basssänger?
Ja, du bist ein guter Basssänger
und imponierst vielen interessierten Zuschauern mit deinen
Gesangskünsten.

Klasse, war Felix ein schlechter
Basssänger?
Nein, Klasse, Felix war kein schlechter Basssänger,
vielmehr imponierte er vielen
interessierten Zuschauern.

→Felix, wem imponierst du?
Ja, Felix, du imponierst den
Passanten und eines Tages verzauberst du das junge Mädchen
Louisa mit deiner tiefen, verführerischen Bassstimme.

Klasse, wen verführte Felix mit
seiner tiefen, verführerischen Bassstimme?
Ja, Klasse, er verführte ein junges Mädchen namens
Louisa mit seiner tiefen
verführerischen Bassstimme.

→A2: Louisa, gefällt dir der Gesang
von Felix?
Ja, Louisa, der Gesang von Felix
gefällt dir sehr.

Klasse, gefiel Louisa der
Gesang von
Felix oder fand sie ihn langweilig?
Ja, Klasse, den Gesang von Felix gefiel
Louisa. Sie fand ihn verführerisch und

überwältigend und sie sang sogar manchmal mit ihm.

↳ Felix, gefällt Louisa dein Gesang?
Ja, Felix, Louisa gefällt dein Gesang.
Felix, bist du nun glücklich?
Ja, du bist sehr glücklich.
Warum?
Ja, Felix, du bist ein sehr guter Basssänger, imponierst vielen interessierten Zuschauern mit deinen Gesangskünsten und hast das junge Mädchen namens Louisa mit deinem Gesang verzaubert.

Klasse, war Felix nun glücklich? ⇐
Ja, Klasse, Felix war nun sehr glücklich.
Klasse, Louisa hatte sich fortan in seine Gesangskünste verliebt und kam von nun an fast jeden Tag in die Mariahilfer Straße, um ihm zuzuhören.

Sie sagte zu ihm: „Deine tiefe, verführerische Stimme ist einfach großartig. Ich bin auch Sängerin und würde gerne zusammen mit dir ein paar Lieder singen. Unsere Stimmen würden sich gut ergänzen!"
Felix sagte zu Louisa: „Das wäre einen Versuch wert und würde mich sehr freuen."

Klasse, ab diesem Zeitpunkt sah man die beiden fortan immer zusammen in der Mariahilfer Straße und beide lebten zusammen glücklich bis an ihr Lebensende. *Ende*

IV. Transkript des Interviews mit Blaine Ray auf der 14. internationalen TPRS-Konferenz in Chicago, USA

Author: In your opinion, what are the limitations of the Natural Approach?

Ray: The idea of comprehensible input was taken from the Natural Approach. However, it has its limitations because the input must be comprehensible and elicit expression at the acquisition level of the student.

When the students are little, they acquire it without help, not when they are older. That is the reason why I added the translation part.

Author: In your opinion, what are the limitations of TPR?

Ray: TPR is limited because it only works with limited words; i.e. with unambiguous words, not with abstract words. The translation part is not included. Thus, as students need to understand what they hear, I incorporated the three steps in the method. (The first step is to establish meaning, the second step is to ask a story and the third is reading.)

V. Ein Beispiel für eine kurze Lesegeschichte

Der Junge namens Felix möchte in dem renommiertesten Knabenchor der Welt, den Wiener Sängerknaben, mitsingen. Nur hat er ein großes Problem. Felix ist im Stimmbruch und kann deshalb nicht mehr ein Mitglied des weltbekannten Knabenchores werden. Sein Freund Andreas in Wien hat eine Idee und möchte ihm helfen. Aus diesem Grund fliegt Felix einen Tag später nach Wien. Andreas ist ein langjähriges Mitglied des Wiener Musikvereins und ein sehr guter Tenor. In diesem Chor kann Felix in seiner Bassstimmlage verschiedene klassische Musikstücke singen und seine Gesangskünste verbessern. Felix ist nun ein sehr guter Sänger und entschließt sich, auf der Mariahilfer Straße seine neuen Gesangskünste zu präsentieren. Zusammen mit seiner Gitarre imponiert und verzaubert er die vielen interessierten Zuschauer mit seiner tiefen, verführerischen Bassstimme. Manchmal kommt auch sein Freund Felix vorbei und singt mit ihm, was noch mehr Publikum anzieht. Unter ihnen ist eines Tages die junge Louisa, die sich fortan in seine Musik verliebt. Von da an kommt sie jeden Tag, um ihn singen zu hören und singt sogar manchmal mit ihm. Beide sind glücklich, seit diesem Zeitpunkt unzertrennlich und singen täglich miteinander.